シリーズ 公認心理師の向き合う精神障害

横田正夫 ［監修］

3

心理学からみたアディクション

津川律子
信田さよ子
［編］

朝倉書店

■監修者

横　田　正　夫　日本大学

■編集者

津　川　律　子　日本大学

信　田　さよ子　原宿カウンセリングセンター

■執筆者（五十音順）

河　西　有　奈　白峰クリニック

門　本　　　泉　さいたま少年鑑別所

近　藤　あゆみ　国立精神・神経医療研究センター

春　原　由　紀　武蔵野大学

高　野　嘉　之　プリンスエドワード島大学

津　川　律　子　日本大学

信　田　さよ子　原宿カウンセリングセンター

原　田　隆　之　筑波大学

三　原　聡　子　久里浜医療センター

目　　次

1　アディクションとは何か ……………………………… ［信田さよ子］… 1

1.1　は じ め に　1

1.2　「依存症」という言葉の誕生　1

1.3　DSM-5 と嗜癖の復活　3

1.4　アディクションアプローチの誕生　4

1.5　アディクションと暴力　9

1.6　トラウマとアディクション　10

1.7　ハームリダクション　11

1.8　ジェンダー的視点とアディクション　12

1.9　アディクションにおけるプログラム　13

1.10　お わ り に　14

2　物質に関するアディクション ……………………… ［原田隆之］… 17

2.1　物質関連障害　17

2.2　薬物の作用と害　19

2.3　アディクションに対する捉え方　21

2.4　アディクションのメカニズム　23

2.5　アディクションのアセスメント　24

2.6　アディクションの治療　25

2.7　治療における留意点　31

2.8　国際的な潮流と日本社会　33

3　行動に関するアディクション ……………………… ［三原聡子］… 38

3.1　行動嗜癖の定義　38

3.2　ギャンブル障害　41

3.3　ゲーム障害　44

3.4　性　依　存　46

3.5　食べもの依存　48

3.6　買い物依存　49

3.7　窃　盗　症　50

3.8　今後の課題と展望　51

4　アディクションの視点からみた摂食障害 ………［春原由紀］… **54**

4.1　はじめに―当事者から学ぶ―　54

4.2　摂食障害という問題　54

4.3　摂食障害にかかわる要因　55

4.4　摂食障害の治療における医療的支援と心理臨床的支援の連携　57

4.5　アディクションとしての摂食障害　57

4.6　摂食障害への心理臨床的アプローチ　59

4.7　お わ り に　68

5　家族へのアプローチ …………………………………［近藤あゆみ］… **70**

5.1　アディクション問題を抱える家族の実像　70

5.2　アディクション家族アプローチの変遷　72

5.3　家族支援の実際　77

5.4　お わ り に　85

6　家族の暴力とアディクション
　　―DV加害者臨床― …………………………………［髙野嘉之］… **88**

6.1　ドメスティック・バイオレンス　88

6.2　DV加害者プログラム　89

6.3　DVとアディクション　93

6.4　アルコール・薬物の依存乱用問題とDVの共通点　96

6.5　最新の動向　97

6.6　心理職のできること　99

6.7　お わ り に　100

7　保健医療分野におけるアディクション ………… ［河西有奈］ … **105**

7.1　は じ め に　105

7.2　保健医療分野で出会うアディクション　107

7.3　専門医療機関における治療　110

7.4　心理的アセスメント　114

7.5　個別の心理療法　114

7.6　集 団 療 法　119

7.7　他領域との連携—産業領域との連携—　121

7.8　お わ り に　122

8　司法・犯罪分野におけるアディクション ……… ［門本　泉］ … **125**

8.1　司法・犯罪分野の心理支援　125

8.2　犯罪・非行とアディクション　127

8.3　心理支援と心理教育　129

8.4　最近の動向と課題　137

8.5　司法・犯罪分野のアディクション臨床の未来　140

お わ り に ……………………………………… ［津川律子］ … **143**

索　　　引 ………………………………………………… **147**

アディクションとは何か

1.1　はじめに

　1970年代初頭から，心理職としてアディクションにかかわってきたが，半世紀にわたる筆者の個人的経験を語ることが，日本における心理職にとってのアディクション臨床を語ることになるかもしれない．少々僭越と思われるかもしれないが，ある時期までアディクションは心理職から苦手意識をもたれ，時には忌避されてきたと思うからだ．本章はアディクションについての概説や援助の方法論を述べ，また厳密な心理学的定義を論じることを目的としているわけではない．半世紀にわたる，精神科医療，地域精神保健，社会福祉施設，開業相談機関（ソーシャルワーカー主体），そして私設（開業）心理相談機関といった多様な場における援助の経験に基づいて，アディクションの全体像についてお伝えするものである．また本書の構成を見ていただければ明らかなように，個人心理療法を中心として発展してきた日本の臨床心理学の歴史とは異なる多様なテーマが織り込まれている．

　脳・身体などの客観的物理的実在と，主観的で内的な世界とに引き裂かれて居場所を見失いがちだった心理職こそが，アディクションという言葉を自らの臨床・援助活動において使いこなせる可能性をもっており，臨床場面において主たる役割を果たせる時代が来たのではないかと思う．なぜならば，アディクションは茫漠としていまだに曖昧な概念のままなのであり，それゆえに多様性と可塑性に満ちているからである．

1.2　「依存症」という言葉の誕生

　アディクションの原点は，人類にとって最も身近だった酒（アルコール）に

ある．エタノールを主成分とする酒と人間との歴史については，近代以降さまざまな問題が提起されてきた．アルコールに耽溺する人たちが社会問題化したのは資本主義の勃興と重なっている．人類最初の本格的なアルコール乱用と呼べるものは，18 世紀初頭，産業革命前夜のイギリスで起こった．当時オランダで蒸留酒（ジン）の大量生産の技術が進み，安価なジンが大量にイギリスに流れ込んだ．イギリスでは労働力としての人口が都市部に集中し，その下層労働者が慰みとしてジンを乱用した結果，甚大な社会問題を引き起こしたのである．酩酊して健康を害した人たちはアルコホリックと呼ばれ，社会病理学的にはアルコホリズム（アルコール中心主義）として捉えられてきた[1]．

1952 年に初めてジェリネック（E. M. Jellinek）が疾病であるとしたが[2]，それは自助グループであるアルコホーリクス・アノニマス（Alcoholics Anonymous：AA）メンバーが協力して得られたデータに拠っていた．このことは，当事者の協力なしに疾病概念が成立しなかったことを表しており，本章で後述するアディクションの専門家と当事者の関係を象徴していると思われる．1960 年代の日本ではアルコール摂取の結果起きる心身の障害は中毒（intoxication）と呼ばれ，精神科医療では慢性アルコール中毒と診断された．これが入院治療の対象となったきっかけは 1964 年に開催された東京オリンピックだったといわれている．諸外国から多くの人が訪日した際に，ホームレスが街角で酔っ払っている光景は開催国としてふさわしくないという判断から，1963 年に現国立病院機構久里浜医療センターに初めてのアルコール専門の病棟がつくられたのである．アルコール中毒（略してアル中）は，スティグマを孕んだ呼び名として広がり，一部ではいまだに使用されている．

1977 年，世界保健機関（World Health Organization：WHO）の専門部会は新たな言葉を提言した．アルコール・薬物問題の基本には，それを摂取する主体と物質とのあいだに依存（dependence）が生じるのであり，それらは単一というより精神・行動・身体にみられるさまざまな症状群から成っているとしたのである．ここからアルコール依存症（alcohol dependence syndrome）という診断名が誕生した．いわばバイオ・サイコ・ソーシャル（BPS）モデルを 40 年近く前に先取りしていたといえよう．嗜癖という言葉は 60 年代からすでに精神科医療の現場ではドイツ語のズフト（Sucht），フランス語のマニー

（manie）と並んで使用されていたが，依存症という言葉の誕生と同時に 80 年代に入って英語のアディクション（addiction）が用いられるようになった．

1.3　DSM-5 と嗜癖の復活

　1977 年から 35 年が経ち，アルコール依存症という疾病概念は大きく変換してきた．2013 年の『精神疾患の診断・統計マニュアル』（DSM-5）[3] では，依存症から「物質使用障害」「嗜癖およびその関連障害」へと表記が変化し，さらに検討課題としてインターネット依存と性依存がそこに含められたのである．このような動向に対して，松本俊彦は，これは嗜癖概念の拡散・拡大であり，1980 年の DSM-III によって米国精神医学会のリストから消失した「神経症」に代わる「21 世紀の神経症」のポジションを占めると指摘している[4]．

　近年のインターネット・ゲーム依存の深刻化を見るまでもなく，出発点において当事者たちの協力なくして成立しえなかった疾病概念は，統合失調症をはじめとする精神科領域の他の疾病と比較すればその脆弱性は明らかである．1980 年代には，日本でもアルコール専門病棟がいくつか誕生したが，いずれも従来の統合失調症中心の精神科医療の治療体制から大きく逸脱せざるを得ず，多くの病院が悪戦苦闘した．これにはアディクションへの薬物療法の困難さもひとつの背景になっているのではないか．医師ではない筆者がこのように述べるのは，長年処方薬依存で苦しむ人たちとカウンセリングでかかわってきたからである．

　依存症・アディクションを専門としている精神科医は，薬剤の処方に繊細な配慮をし，時には薬を処方しなかったりする．患者さんから特に苦情がないのに投薬（睡眠薬，安定剤，抗不安薬，抗うつ薬など）を続けると，処方する薬そのものが依存・嗜癖の対象となってしまうことを知っているからだ．このことが，医療経済的にはマイナスかもしれないのだ．

　統合失調症やうつをはじめとする感情障害に関しては，多くの新薬が開発されつつある．これらの薬物療法が，うつ病既往歴をもちながら仕事復帰できる人たちを数多く生み出したのも事実である．1980 年の DSM-III 以降，診断基準が症状記述へと大きく転換したため，薬剤投与によって症状軽減の効果が現

れることの意味は増した．新薬開発もそれに伴って盛んになったのである．

　その点でアルコール依存症は，わずかに 2 種類の抗酒剤（ジスルフィラムやシアナミド）と 2013 年に認可された飲酒欲求抑制剤（アカンプロサート）等が存在するのみである．いずれも断酒補助薬として位置づけられているにすぎず，酒や薬をやめさせる薬剤は存在しないのである．このようにアディクションをやめさせる薬がないこと，つまり薬物療法の果たす役割が少ないことは，手間暇がかかる割には経済的メリットが少ないという現実につながっている．コストパフォーマンスの問題を考えると，医療経済的に精神科医療において今後アディクションがメインロードになる時代は，当面望めないのではないか．アディクション臨床において狭義の精神科医療の果たす役割がこれ以上増大することはないとすれば，これは心理職の果たす役割が大きくなる根拠ともなるだろう．

1.4　アディクションアプローチの誕生

　1995 年末，筆者は臨床心理士の女性 12 人をスタッフとする原宿カウンセリングセンター（以下センターと略す）を設立した．文字通り医療とは独立した相談援助機関であるセンターは，業態としても例が少なく，当時は国家資格ももたない心理職がカウンセリング料金によって運営・経営を維持していくための根拠はどこにもなく，占いやスピリチュアルカウンセラーとの差異化は急務だった．25 年経った今でも開業精神科クリニックとセンターとの違いは広く理解されているとは言い難いのだから，当時の状況は推して知るべしだった．

　拠って立つ非医療モデルの援助論を提示し，アディクション独特の援助方法とそれを基礎づけるための理論を明らかにする必要に迫られていたのである．そのためにはアディクションとアプローチの間に「・」を入れずに，ひとつながりの言葉として使用したいと思った．そして『アディクションアプローチ—もうひとつの家族援助論—』（医学書院，1999）[5] を上梓したのである．

　そこでアディクションアプローチの 4 つの柱を次のように提示した．

a.　本人より家族（家族こそファーストクライエント）

　アディクションの特徴は，後述するトラウマとの関連もあり，本人には援助希求や治療意欲がまったくみられないことだ．むしろ飲酒の弊害は家族への暴力・暴言として現れるため，当初から飲んでいる本人より家族こそ援助対象であると考えられてきた．

　つまり，現在でも主流であり続けている，本人（症状を呈し，問題を起こす）こそが対象であるという考えを転換し，周囲で困っている家族への介入（family intervention）を優先させるのである．結果として，本人・家族という分類は無効となり，困っている人は誰でも当事者，クライエントとなる．そこには1960年代から盛んになった家族療法の影響もみられる．1970年代から断酒会に集うアルコール依存症者の妻たちの果たす役割の大きさに接していた経験も根拠となっている．

　昨今ヤングケアラーという言葉の紹介とともに，さまざまな精神疾患を抱えた親をもつ10代の子どもたちの困難さが注目されつつあるが[6]，すでに日本のアディクションの援助においては，80年代末からアダルト・チルドレン（adult children of alcoholics：AC）という言葉とともに，アルコール依存症者の子どもたちが抱える生きづらさが注目されてきたことは特筆すべきである．これは現在トラウマ治療の進展によってその機序が明らかになりつつあるが[6]，虐待問題も含んだ先駆け的言葉であった．

　たとえば，子どもの自傷行為や薬物問題を抱える親（特に母親）は，子どもが死ぬかもしれない，子どもから暴力を振るわれかもしれないという恐怖を抱いているが，「一番苦しいのは本人」という神話によって自らの感情を抑えこみがちだ．家族こそ苦しいのだと援助者が捉えることで，家族へのしわ寄せは減り，悲惨な事件を避けることもできよう．

　症状や疾病といった　診断的視点や客観性より，「困っている」「苦悩している」といった主観に基づいた援助を提供することが，アディクションアプローチの柱である．

b.　底つき概念とその後

　底つきという言葉は，もともとアメリカにおいて，AAのミーティングに参

加する当事者たちが使用していたものである．断酒を継続しているメンバーた
ちが，「なぜ今酒をやめていられるのか」を説明するために，自らの体験を遡
及的に語る際に用いたのが「あのとき私は底をついた」（hit the bottom）とい
う表現だった．つまり回復のナラティヴにおける，ひとつの遡及的表現だった
ものが，いつのまにか援助者や家族によって酒をやめさせるための方法として
「底をつかせる」ことが有効だと転化されたのである．「どうして酒がやめられ
たのか」が「どうすれば酒をやめさせられるのか」へと転換されたことで，多
くの援助者たちは底つき概念を伝家の宝刀のように用いることになった．援助
者たちは，底をつかせることが孕むリスクをそれほど考慮していたわけではな
い．

　本人を現実に直面させて，「底つき」を待つしかない．そうすれば「飲み続
けて死ぬか，それともやめて生きるか」という極限状態が訪れる．彼らは生き
たくて飲んでいるのだから，酒をやめる方向に舵を切るはずだ．それを見計
らって援助につなげればいい．このような図式を日本でも多くの援助者が信
じ，実践した．

　底つきがこのようにうまく運べば援助希求につながる福音になるが，一方で
そのまま飲みつづけて死亡するリスクも孕んでいる．筆者が経験しただけでも
3人のアルコール依存症者が亡くなっている．北米では90年代にこのリスク
に注目し，「底つき」をさせたり待つだけではなく，本人の断酒への動機づけ
を図ることこそ専門家の役割だと考えられるようになった．これは動機づけ面
接法（motivational interviewing：MI）の誕生につながり[7]，日本でも2010
年代から多くのアディクション関係者によって共有されるようになっている．

　一部では過去のものと考えられているが，底つき概念がもつ意味を再考する
必要があるのではないか．つまりアディクションによって引き起こされた事態
に本人が直面することが，アディクションをやめる大きな契機になるという示
唆である．飲んでいる人を放置すればいいという雑駁な方法論ではなく，周囲
の人間がどうすることが本人にとっての直面化を促すのかという援助のための
ヒントを与えてくれるのだ．

c. イネーブリング（enabling）

　イネーブリングとは，底つき概念と連動して Al-Anon（アラノン，アルコール依存症者の家族・知人の自助グループ）で誕生した概念である．二日酔いで仕事を休む夫に代わって妻が欠勤の理由を捏造して会社に電話をすることが，夫の尻ぬぐいとなり，目前の危機回避のための行為が結果的に本人を現実への直面化から遠ざけてしまう，つまり手厚いケアが逆に本人を「底つき」から遠ざけるという，ケア・援助の有害性を主張する概念である．もっと論を進めれば，アディクション本人が解決すべき問題を積み残したままにケア・援助を与えれば，本人を無力化してしまうことになるのだ．飲んでいる夫は，その結果生じた問題を妻が尻ぬぐいしつづけることで，妻のケアがなければ生きられないようになる．妻のそんな行動をイネーブリングと呼んだのである．そして飲酒による問題に本人が直面し，引き受けられるようになるためには，イネーブリングをやめる必要がある．距離を取り，本人に任せるという姿勢，つまりイネーブラーをやめることを，Al-Anon では「タフラブ（tough love）」（強い愛）と呼んだ．

　イネーブリングにまつわる関係性に注目して，1970 年代末にアダルト・チルドレンと並んで誕生したのが「共依存」（codependency）という言葉である．筆者は共依存について「対象をケアすることで弱者化する支配」と定義している[8] が，これは数多くのアルコール依存症者の妻たちとグループカウンセリングで出会ってきた経験に基づいている．

　さらに共依存概念は，アディクションを離れて家族における「母の支配」についても援用可能である．「あなたのために」という言葉による母からの拘束に苦しむ女性たちの存在が注目されているが[9]，共依存という視点によってその関係性はクリアになるはずだ．底つきと同様，自助グループにおいて誕生したイネーブラーという概念は，ケアとは何か，ケアが孕む支配性へと通じるものであり，共依存概念の鍵となる視点を提供した．

d. 自助グループの重要性

　当事者が集い，アディクションをやめることを一日一日積み重ねて回復していく，その姿から専門家は治療のヒントを得てきた．専門家が研究・臨床のエ

ビデンスを重ねる以前から，当事者が自らが生き延びるためにつくった自助グループは存在した．この当事者主導こそアディクション援助の最も大きな特徴である．アディクションの疾病概念も自助グループの協力なしには成立しなかったし，底つきやイネーブリング，タフラブといった言葉を生み出したのも自助グループだった．専門家はそれらを援用（時には剽窃）することで方法を模索してきたのである．現在では，AAを源流とするさまざまなアディクションの自助グループが全国で実施されている．ギャンブル依存，薬物依存，性依存，盗癖，AC，共依存などの自助グループも存在するので，インターネット検索によって調べることができる．

　科学としての心理学やエビデンスにもとづいた効果検証の時代を迎えているが，一方でそれを支える基本的概念形成や思想的根拠を示すさまざまな論考が登場している．國分功一郎による中動態概念の提唱などがあるが，前書きにあるようにアディクションの回復者との出会いが執筆を駆動させている点は興味深い[10]．そもそもアディクションとは，「自己」や「意志」にまつわる近代的パラダイムを転換させるものであった．意志によって飲酒をやめることができない，つまり自分をコントロールすることができなくなることがアディクションなのだ．したがってコントロールを放棄する（無力＝パワーレス）ことこそ回復の契機となることを，当事者たちが体験的に発見したのである．

　AAの回復のための12のステップをみると，ステップ1には次のような文言がある[11]．「私たちはアルコールに対して無力であり，思い通りに生きていけなくなったことを認めた.」もちろん「アルコールに対して」と記されているが，無力であること，つまりコントロールを放棄すること，手放すことがすべての出発点であるとしたことの意味は実に大きい．セルフコントロールの意味を問うAAのステップにおける，精神医学や心理学を成立させるそもそもの「自己」概念を揺るがせるこの視点は，中動態ともつながるものである．アディクションの回復に関する思索・洞察は，多くの当事者によって更新されつづけている．

　近年アディクションの治療・援助の現場ではさまざまなフォーマット化されたプログラムが実施されている．自助グループ参加はその中の一部に位置づけられているが，それをどう捉えればいいだろう．自助グループ抜きでは専門家

のプログラムが成立しないのか，それとも専門家が自助グループを取り込み傘下に置くことを意味するのだろうか．

このような自助グループ（当事者）と専門家とのあいだの緊張関係の歴史を知っておく必要があるだろう．臨床心理学においても，1969 年の日本臨床心理学会名古屋大会が「専門性のもつ抑圧性への批判」によって紛糾したことはあまり知られていない．心理テストや心理治療の抑圧性はいわゆる当事者からの専門家批判の一環として行われ，日本臨床心理学会の多くの理事らの退会につながった[12]．このような歴史を振り返れば，アディクションにおける自助グループの果たす役割の大きさを再認識させられる．そこでは一種の専門家の自助グループ依存や自助グループ利用が認められこそすれ，専門家は抑圧することすらかなわないのである．

1.5 アディクションと暴力

日本で家族における暴力の問題に取り組んだのは，おそらくアディクションの援助者が最初ではなかったか．ファーストクライエントとしての家族へのカウンセリングを通して，酔った夫（父）からの暴力を訴えられることは珍しくなかった．80 年代には，まだ虐待や DV と名づけられることもなく，耳の鼓膜が破れ，腰骨が折れてうまく歩けないという事実だけがあった．女性の依存症者は夫から殴られることが多く，男性の依存症者は妻子を殴ることが多いという加害・被害におけるジェンダー非対称性の問題も，すでに 80 年代からアディクション臨床の現場では語られていた．

カナダなどで DV の加害者プログラム実施者にアディクションの臨床援助経験者が多いのも，偶然ではない．筆者も 2004 年から DV 加害者プログラムにかかわっているが，実施団体の特定非営利活動法人 RRP（アールアールピー）研究会は，アディクション援助経験者が理事の半数を占めている．

ここで重要なことは，DV における加害責任と依存症（アディクション）との関連だ．酔っていて覚えていないというのは性犯罪などでしばしば言い訳に使われる言葉だ．同じく酩酊していたことが DV という暴力の免罪になってはならない．DV 加害者プログラムを公的に実施している国では，依存症が疑

われる場合は，加害者プログラム参加以前にその治療が義務づけられるように
なっている．日本でも性犯罪を「治療」するという表現を見かけるが，犯罪や
暴力の加害者への責任を減じる危険性があるので適切ではないだろう．たしか
に性犯罪の一部は嗜癖的で病理性が認められるかもしれないが，それはあくま
で被害者に対する責任を取るという大きな枠組みの中で行われるべきである．
司法精神病棟は，被害者に対して責任が取れる状態まで治療することがその役
割のひとつだろう．

　すでに述べたように，疾病概念の脆弱さがアディクションの特徴だったが，
それが性暴力や DV の加害行為を「疾病化」して，「病気だから」という免責
を許してしまうことにつながってはならない．被害者にとって，これは耐えが
たく不公正なはずだ．アディクションの臨床援助の現場では，依存症者が暴力
の加害者である場合の処遇は大きな課題のままである．

　日本の加害者臨床において，司法領域の専門家に加えて，筆者らのようなア
ディクション臨床援助の専門家も大きな担い手として期待されつつある．ア
ディクションの知識や臨床経験は，DV や性犯罪だけでなく，加害者臨床全般
について必須のものとなるだろう．

1.6　　トラウマとアディクション

　筆者は 1980 年代から 10 年以上にわたり，女性の依存症者を対象とするグ
ループカウンセリングを実施していた．彼女たちからは「飲まなければ自殺し
ていた」「生きるために飲んでいる」「しらふの自分は大嫌いだ」という言葉
（ナラティヴ）を聞かされた．それまで男性の依存症者とのかかわりでは「や
めることの素晴らしさ」「飲んでいたときにどれほど周囲を苦しめたか」とい
う回復のナラティヴが当たり前だったので，女性の言葉を聞いたときに，視点
が転換する思いに襲われた．言うなれば回復におけるジェンダー差，アディク
ションの背後にある深い被害（トラウマ）経験，サバイバルとしてのアディク
ションなどへの気づきだった．死やすべての崩壊を防ぐためのアディクション
は，21 世紀になって「自己治療」として名づけられることになる．

　視察で訪れたカナダの女性依存症者の回復施設では，アディクション治療セ

ンターとトラウマ治療センターとが併設されていた．酒や薬をやめると，トラウマのフラッシュバックが出現する女性は多い．このような PTSD 症状のケアや対処は不可欠なのだ．日本でも女性の依存症者において同様な試みがなされている．『その後の不自由』にはそのことが具体的に記述されている[13]．アディクションをやめた後に，このような危機が訪れるということは，アディクションが果たしていた役割を逆に証明することになる．

　このような考えをベースにすると，アディクションはやるかやめるかの二者択一だ，という従来のアプローチは，トラウマという視点を欠いているために女性の依存症者たちを自殺の危機に晒すことになる．アディクションの害を減らしながら，トラウマのケアを並行することが求められている．

1.7　ハームリダクション

　薬物依存に伴う害（ハーム）を減らすこと（リダクション）がハームリダクション（harm reduction：HR）と呼ばれるものである．

　有名人が違法薬物所持・使用で逮捕されると，メディアで騒がれ人格否定までされ，結果的に回復を妨げてしまうことがある．「ダメ・絶対！」的な薬物問題へのアプローチは，ゼロ・トレランスと呼ばれる．性犯罪や DV には被害者が存在するが，薬物使用は被害者なき犯罪といわれるように，使用した当事者が最も深く薬物の被害を受けるのである．

　多くの国では安全な薬物使用を公的に認可する動きが生まれている．厳しく犯罪化することが，決して薬物使用を減らさないということが示されているからだ[14]．このような政策的側面に加えて，ハームリダクション（以下 HR と略す）はトラウマの自己治療としてのアディクションという視点にも加味されている．

　カナダのトロントで実践されている HR は，薬物依存に特化して，アンチ・ゼロ・トレランス（やめる/やめないという二者択一ではなく，本人の選択に委ねる）という方針が特徴だ．援助者や専門家の役割は，アディクションをやめる/やめないではなく，物質使用の害悪（harm）がもたらす二次被害の低減（reduction）を促すことにある．

ここで HR とアディクションアプローチの特徴を対比させると，後者は明らかにゼロ・トレランス（飲んで死ぬか，やめて生きるか）的であり，前者とは対立するように思えるかもしれない．しかし，「やめること」をゴールとしないことが，「やめることの無意味さ」を意味するわけではない．たとえば，摂食障害はどうだろう．食べることを完全にやめる（ゼロにする）ことはできない．またゲーム依存も，生涯にわたってゲームをしないことが目標にはならないだろう．このように，完全にゼロにすることが困難なアディクションは多いし，今後新しく登場するかもしれない．

またカウンセリングにおいて，その行為をやめることに優先順位が置かれたゼロ・トレランス的姿勢では，クライエントとの関係性が築きにくいこともわかっている．害の低減という視点は，カウンセリングの初期には必要であることはいうまでもない．「次回までに飲酒の回数を減らせるかどうか，試みてみましょう」というアプローチは一般的だろう．そうなると，害の低減の果てに断薬・断酒の世界をどこまで見据えるかが重要になる．筆者の経験では，カウンセリングを継続しながら週2〜3回の飲酒で収まっている人は多いし，女性のクライエントの場合はトラウマ治療と並行することも多い．2016年の国連報告では薬物を使用した人の中で，医療で物質使用障害と診断されるべき人は全体の 11.7% である[15]．この人たちは断薬を目指す必要があるが，残りの人たちに提供すべきなのは HR によるアプローチなのだ．このように HR は，これまで対象外とされてきた薬物使用者を対象とし，一方でトラウマ治療との並行も可能な，従来のプログラムを補完するアプローチだといえよう．

1.8 ジェンダー的視点とアディクション

女性のアディクションとトラウマの関連は90年代から明らかになってきたが，ギャンブル依存は男性，摂食障害は女性，買い物依存は女性といったように，どちらのジェンダーが多いかがはっきりしている．また LGBTQ のようなセクシュアルマイノリティと薬物依存とのつながりも大きく，NA（Narcotics Anonymous）ではセクシュアルマイノリティのメンバーのためのクローズド（限定的な）グループも行われている．

　かつて自助グループでは，回復を目指すうえでの男女の区別はないと考えられてきたが，21世紀に入ってから回復のモデルが男性中心的であるという批判が女性メンバーから起きるようになった．心理学・臨床心理学でもいまだにジェンダーの視点が考慮されているとはいえない現状だが，暴力被害の圧倒的多数が女性であり，社会全体のジェンダー不平等が是正されていないことを考えると，暴力加害と男性のアディクション，暴力被害と女性のアディクションといういささか単純に見える図式も意味をもつのではないだろうか．

　AAやNAでは女性限定（クローズド）のグループがあり，断酒会にもアメシストという女性だけの集まりがあるように，援助者にもジェンダーの視点が不可欠だろう．ソーシャルワークの世界で実践されている先駆的試み[16]を心理の世界にも期待したい．

1.9　アディクションにおけるプログラム

　2010年ごろから，アメリカで実践されているさまざまなプログラムや方法論が日本でも実施されるようになった．アメリカでは心理士やソーシャルワーカーによって開発され，地域コミュニティや司法領域において実践されているプログラムが，日本では精神科医によって導入されて広がっていることは注目すべきだろう．日本ではプログラム実践の基盤となる財政的基盤が，医療保険制度の内部か，もしくは薬物事犯のように司法機関（刑務所・保護観察所）にしか存在しないため，結果的には心理士の関与が困難となっている．

　ファーストクライエントである家族への介入として，CRAFT（community reinforcement and family training）プログラムが導入された[17,18]．動機づけ面接法はアルコール依存症だけでなく，禁煙のためにも活用されている．またリラプス・プリベンション（2.6節参照）も薬物などの再発防止のために活用されている．近年ではアディクションと愛着障害とのつながりを指摘した研究[19]，アディクション援助におけるマインドフルネスの活用もみられる[20]．北米やイギリスなどでは，さまざまな助成金獲得のためには，パッケージとしてのプログラム化が必須だという事情もあるだろう．また援助の質を担保するには，どこで実施しても一定程度のレベルが保持できるプログラムは有効であ

る．研修会でも方法論とスキルが明示されていることで，参加者の満足度は高
まる．アディクション領域における専門家の復権という側面は否定できないだ
ろう．

　しかし一方で，プログラムを実施できればアディクションの専門家になれる
のかという疑問も残る．本章ではそのようなプログラム化に至る歴史を示すこ
とで，アディクションには科学的であることの基本を問う視点が内包されてい
ることを示したつもりである．

1.10　おわりに

　アディクションアプローチについて概括してきたが，個人精神療法中心のト
レーニングを受けた人たちにとってはいくつかの転換が要請されるだろう．ま
ず内省や洞察を避けなければならない段階があることだ．それらはトラウマ関
連の症状を生起させる危険性があり，それを避けるためにアディクションを
「使う」ことで生き延びてきたことを知る必要がある．その段階を経て，十分
に経験を振り返ることができるようになって初めて，いわゆる心理療法が必要
になるのだ．「自分を変えたい，変わりたい」という人たちを対象とする本格
的心理療法[21]の意味を軽視するわけではないが，助けを求める理由はもっと
多様で現実的なのかもしれない．

　双六に例えると，心理療法は上がりに位置している．振り出しには，お金や
暴力，リストカットの流血に囲まれたアディクションが位置している．大切な
のは，入り口と上がりのあいだに価値の高低はないことだ．「深める」ことが
いいことで，「浅い」ことは何か恥ずべきことのように語る必要はない．従来
の心理相談の枠組みや構造といったものを，いったん取り払わなければ対処で
きないこともアディクションには多いのだ．松本卓也はこれらを垂直方向から
水平方向へのシフトと捉え，精神分析的枠組みに拠らないアディクション臨床
援助を 2000 年代の精神科医療・心理の思想的潮流として位置づけてい
る[22,23]．

　歴史的にみれば犯罪や逸脱として語られることも多いアディクションは，病
気や病理として犀利（さいり）に分類整理されることを拒み，多様な言葉で呼ばれること

を許す，いわば，曖昧な行為の束なのである．それは度し難く記憶にとどめることすらできないほどの衝撃をもつ経験＝トラウマを負った人たちが，それでも生きていくために，記憶に圧倒されないために，自らを鎮痛させ鈍麻させ，誇大的幻想に浸るために行うのかもしれない．それをいったん肯定するところからアディクション援助は始まるのであり，「こころ」の問題に集約させないことが肝要である．

　この曖昧で不定形である習慣的行為は，20年前には想像すらできなかったゲーム依存を誕生させた．今後新しいアディクションが生まれてくる可能性は大きいだろう．しかし相変わらずアディクションの本人は治療や援助を拒み続けるだろうし，周囲の人は困り続けるはずだ．心底困っている家族に迅速に対応できる介入的援助が，心理職に求められている．アディクションの成り立ちを理解し，当事者が示す回復のロードマップを知っていれば，同じプログラムのマニュアルを実践してもそこには違いが現れるはずだ．なぜなら，アディクションの回復について幾多の失望と挫折を味わいながら，それでもなお希望があると信じているということが，援助を求める当事者には伝わるからである．

　　　　　　　　　　　　　　　　　　　　　　　　　　〔信田さよ子〕

▶文献

1) Nourrisson, D.（1990）. *Le buveur du XIXe siècle*. Paris: Albin Michel.（ヌリッソン, D. 柴田道子・田中正人・田川光照（訳）（1996）. 酒飲みの社会史—19世紀フランスにおけるアル中とアル中防止運動—　ユニテ）

2) Jellinek, E. M.（1988）. *Disease concept of alcoholism*（Reprint version）. Piscataway, NJ: Alcohol Research Documentation Inc.（ジェリネック, E. M.　羽賀道信・加藤　寛（訳）（1978）. アルコホリズム—アルコール中毒の疾病概念—　岩崎学術出版社）

3) American Psychiatric Association（2013）. *Diagnostic and statistical manual of mental disorders*（5th ed.）. Washington, DC: American Psychiatric Association.（米国精神医学会　髙橋三郎・大野裕（監訳）（2014）. DSM-5　—精神疾患の診断・統計マニュアル—　医学書院）

4) 松本俊彦（2011）. アルコール依存症と嗜癖概念—DSM-5ドラフトを受けて—　日本精神科病院協会雑誌，*30*(4)，20-27.

5) 信田さよ子（1999）. アディクションアプローチ—もうひとつの家族援助論—　医学書院

6) 澁谷智子（2018）. ヤングケアラー—介護を担う子ども・若者の現実—　中央公論新社

7) Miller, W. R., & Rollnick, S.（2012）. *Motivational interviewing: Helping people change* (3rd ed.). New York, NY: Guilford Press.（ミラー，W. R., ロルニック，S. 原井宏明（監訳）岡嶋美代・山田英治・黒澤麻美（訳）（2019）．動機づけ面接〈第3版〉上下 星和書店）

8) 信田さよ子（2012）．共依存―苦しいけれど，離れられない― 朝日新聞出版

9) 信田さよ子（2016）．母が重くてたまらない―墓守娘の嘆き― 春秋社

10) 國分功一郎（2017）．中動態の世界―意志と責任の考古学― 医学書院

11) Alcoholics Anonymous World Service（2001）. *Alcoholics anonymous: The story of how many thousands of men and women have recovered from alcoholism* (4th ed.). New York, NY: Alcoholics Anonymous World Service.（AA 日本出版局（訳編）（2013）．アルコホーリクス・アノニマス―無名のアルコホーリクたち― NPO 法人 AA 日本ゼネラルサービス）

12) 堀 智久（2014）．障害学のアイデンティティ―日本における障害者運動の歴史から― 生活書院

13) 上岡陽江・大嶋栄子（2010）．その後の不自由―「嵐」のあとを生きる人たち― 医学書院

14) 松本俊彦・古藤吾郎・上岡陽江（編著）（2017）．ハームリダクションとは何か―薬物問題に対する，あるひとつの社会的選択― 中外医学社

15) United Nations Office on Drugs and Crime（2019）. World Drug Report 2016. United Nations. Retrieved from https://www.unodc.org/doc/wdr2016/WORLD_DRUG_REPORT_2016_web.pdf（January 18, 2021）

16) 大嶋栄子（2019）．生き延びるためのアディクション―嵐の後を生きる「彼女たち」へのソーシャルワーク― 金剛出版

17) 吉田精次・ASK（アルコール薬物問題全国市民協会）（2014）．アルコール・薬物・ギャンブルで悩む家族のための7つの対処法― CRAFT（クラフト）― アスクヒューマンケア

18) Meyers, R. J., & Wolfe, B. L.（2003）. *Get your loved one sober: Alternatives to nagging, pleading, and threatening.* Center City, MN: Hazelden Publishing.（メイヤーズ，R., ウォルフ，B. 松本俊彦・吉田精次（監訳），渋谷繭子（訳）（2013）．CRAFT ―依存症者家族のための対応ハンドブック― 金剛出版）

19) Flores, P. J.（2004）. *Addiction as an attachment disorder.* Lanham, MD: Jason Aronson.（フローレス，P. J. 小林桜児・板橋登子・西村康平（訳）（2019）．愛着障害としてのアディクション 日本評論社）

20) 高橋郁絵（2020）．アルコール依存症家族に対する心理的アプローチ Frontiers in Alcoholism, *8*(2), 25-29.

21) 藤山直樹・笠井清登（編著）（2020）．こころを使うということ―今求められる心理職のアイデンティティ― 岩崎学術出版社

22) 松本卓也（2017）．ゼロ年代の序章としての90年代の心理 大澤 聡（編著）1990年代論（pp.112-120）河出書房新社

23) 松本卓也・信田さよ子（2018）．斜めに横断する臨床＝思想 現代思想, *46*(1), 67-86.

物質に関するアディクション

物質関連障害

アディクションの概念が目まぐるしく変化しているなかにあって，いまや
「古典的」アディクションとなった物質に関するアディクションにはどのよう
なものがあるのだろうか．アメリカ精神医学会による『精神疾患の分類と診断
の手引（DSM-5）』には，「物質関連障害」として，アルコール，カフェイン，
大麻，幻覚薬，吸入剤，オピオイド，鎮静薬・睡眠薬・抗不安薬，精神刺激
薬，タバコが列挙されている[1]．

a. アルコール

アルコールは，「酒は百薬の長」といわれ，適度の摂取であれば健康増進効
果があるとされていた．しかし，近年多くの研究によって，たとえ少量であっ
てもアルコールにはさまざまな害があることが見出されている．

厚生労働省は，健康増進法に基づいて，「国民の健康の増進の総合的な推進
を図るための基本的な方針」（健康日本21）を策定し，そのなかで適正飲酒の
目安を定めている（表2.1）が，その量は1日あたり男性は純アルコール
40 g，女性は20 gで，これを超えると問題飲酒だと見なされる．わが国の大
規模疫学調査によれば，アルコール依存症者が109万人，その予備軍である危
険飲酒者が1039万人と推定されている[2]．

表2.1 適正飲酒量の目安

	ビール	日本酒	ワイン	ウイスキー	チューハイ
適正飲酒量	500 mL 缶1本	1合(180 mL)	グラス1.5杯	ダブル1杯	350 mL 缶1本

・純アルコール20 gに相当する酒量の目安

b. タ バ コ

喫煙は，多くの身体疾患のリスクを高めるとともに，受動喫煙によって喫煙者以外の人々にも害をもたらすことが問題である．2020年4月に「改正健康増進法」が施行され，わが国でもようやく公共の場所や飲食店等での喫煙がほぼ禁止された．一方，世界保健機関（World Health Organization：WHO）の「タバコ規制枠組み条約」では，受動喫煙の全面的防止のほか，タバコ製品の広告の禁止，タバコのパッケージへの警告の掲載などを求めているが，日本の状況はまだ不十分である．

わが国の喫煙率は，年を追って低下しているが，それでも2020年現在，男性の平均喫煙率は27.1%となっている[3]．「健康日本21（第2次）」では，喫煙に関する目標として，①成人の喫煙率の減少，②未成年の喫煙防止，③妊娠中の喫煙防止，④受動喫煙の減少の4つを設定している．

c. 違 法 薬 物

わが国では，さまざまな薬物が法律で規制されている．その法律の根拠となるのが薬物に関する2つの国連条約である．ひとつは，「麻薬に関する単一条約」である．これは，それまで乱立していた薬物に関する条約を一本化したもので，主に植物由来の「伝統的な」薬物を規制するものである．その種類はさまざまで，たとえばケシの樹液から作られる麻薬がアヘンであり，それを精製したり化学的に合成したりしたものとしてモルヒネやヘロインがある．これらを総称してオピオイドと呼ぶ．また，麻の一種である大麻（葉や蕾を乾燥させたものはマリファナ，樹脂はハシシと呼ばれる），南米アンデス地方に自生するコカという木から作られるコカインなどが代表的なものである．

もうひとつは「向精神薬に関する条約」で，これは化学的に合成された比較的新しい薬物を規制するものであり，覚醒剤，LSD，MDMAなどが含まれる．覚醒剤には，主にアンフェタミンとメタンフェタミンがあり，後者は日本人薬学者が世界で初めて合成したものである．

国連薬物犯罪事務所（United Nations Office on Drugs and Crime：UNODC）によれば，世界の違法薬物使用者は2億7100万人と推計されており，使用人口が多い順に大麻（1億8800万人），オピオイド（5300万人），覚醒剤（2900

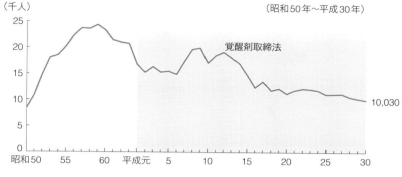

図2.1 覚醒剤取締法違反検挙人員の推移（文献[4]をもとに作成）

万人）となっている[5]．わが国では，違法薬物使用人口は，海外に比べると非常に少なく，薬物使用人口に関する公的な統計もないが，一応の目安として覚醒剤取締法違反の検挙人員の推移を見ると図2.1のようになっている．

2.2 薬物の作用と害

これらの薬物をその作用の違いによって大きく分けると，中枢神経抑制剤と刺激剤に分類することができる．俗に「ダウナー」「アッパー」などと呼ぶこともある．

抑制系の薬物を摂取すると，覚醒レベルが下がり，陶酔感を抱き，最後は眠りに落ちる．代表的なものが，アルコール，オピオイド，大麻である．刺激系の薬物は，覚醒作用を有し，意識が清明になり，ハイな気分になる．文字通り覚醒剤はこのような作用を有する．コカインや少量のアルコール，タバコ（ニコチン），カフェインも中枢刺激剤である．また，幻覚作用が前面に出やすい薬物もあり，LSD，大麻，MDMAなどが含まれる．

薬物の依存性の強さや害の大きさを比較することは難しい．それは，これらの薬物はみな作用も性質も違うからである．しかし，研究者はさまざまな方法を工夫して，それらを比較しようとしている．たとえば，ナット（D. J. Nutt）らは，合法・違法含めて20種類の薬物の依存性の強度と害の大きさを数値化

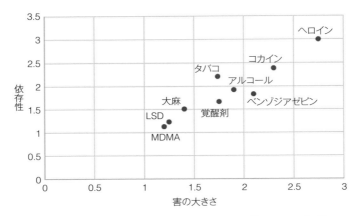

図 2.2　主な薬物の依存性と害の大きさ（文献[6] をもとに作成）

している[6]（図 2.2）．依存性の強度に着目すると，ヘロインの依存性は，最大
の 3.00 である．次いで，コカイン（2.39），タバコ（2.21），アルコール
（1.91），覚醒剤（1.67）となっている．タバコやアルコールの依存性が，他の
違法薬物に引けを取らないどころか，それらを大きく凌いでいることがわか
る[6]．

　ナットらは害についても細かく分析している．図 2.3 は，自身に対する害と
社会に対する害を分けて数値化したものである[7]．数値化にあたっては，本人
への害に対する 9 基準，他人への害に対する 9 基準について，複数の専門家が
100 点満点でスコアリングした．20 種類の代表的な薬物のうち，最も害が大き
いのは，アルコールであり，数値は 72 ポイントとなっている．これは，アル
コールが合法であり，入手しやすいこと，広く用いられていることが大きく影
響している．2 番目以下は，ヘロイン（55 ポイント），クラックコカイン（54
ポイント），メタンフェタミン（33 ポイント），コカイン（27 ポイント），タバ
コ（26 ポイント），アンフェタミン（23 ポイント），大麻（20 ポイント）と続
く．ナットは「スコアが小さいからといって，それは害が小さいという意味で
はない．これらの薬物は，状況によってはすべて害のあるものだ」と警告して
いる[7]．

　害の種類を細かく分けてみると，アルコールは，外傷，犯罪，家族への害，

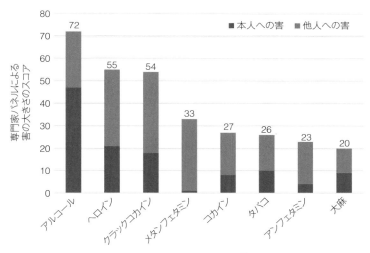

図 2.3 主な薬物の害の大きさ（文献[7]をもとに作成）

経済的損失が大きく抜きんでている．一方，致死性の害が最も大きいのがヘロインとタバコである．たとえば，わが国のタバコ関連死は，年間 20 万人と見積もられている[3]．覚醒剤は，精神的な害が大きく，幻覚妄想状態などを引き起こしやすい．また，大麻はどの種類の害も平均的に大きい（死亡，精神異常，犯罪，家族，経済的損失など）．

2.3 ▶ アディクションに対する捉え方

アディクションに対しては，4 つの異なった捉え方がある（表 2.2）[8]．わが国は伝統的な「モラルモデル」（刑事司法モデル）が今なお主流である．これは，アディクションに陥ったことも，そこから脱却することも本人の責任であるとする見方である．頼るべきは「意志の力」であり，その責任を果たさない者は，「意志が弱い」「心がけが悪い」と責められ，罰が与えられる．

それとは対極的な見方として，「医療モデル」（疾病モデル）がある．違法薬物に手を出したことは本人の責任だとしても，アディクションになってしまったことに限れば，本人の責任は小さく，そこからの回復に対しても，本人の責

表2.2　アディクションに対する捉え方（文献[8]をもとに作成）

		アディクション克服への個人の責任	
		大	小
アディクションへの個人の責任	大	モラルモデル （刑事司法モデル） アディクションは犯罪 対処＝強い意志	スピリチュアルモデル （12ステップ・モデル） アディクションは罪 対処＝自助グループ，信仰
	小	認知行動モデル アディクションは誤った学習 対処＝認知行動療法	医療モデル（疾病モデル） アディクションは病気 対処＝医療

任は小さいと考える．なぜなら，それらの薬物には依存性があり，心がけが良かろうが悪かろうが，「やめたくてもやめられない」状態になってしまうものだからである．やめられないのは，薬理作用によって，脳の機能に異常が生じてしまうからであり，それを「意志の力」でやめることはきわめて困難で，医療の力を借りなければならないという考え方である．

　ただ，この考え方は，本人の責任をあまりにも小さく捉えすぎているという批判もある．それを補うのが「認知行動モデル」である．このモデルは，アディクションを誤った学習によるものだと捉え，そこからの回復も新しい学習によると考える．そこでは，専門家の力を借りながら，本人が最大限の努力を傾けることが必須だとする．

　実際のところ，現時点でアディクションを治すことのできる薬は存在せず，医療モデルでの対処には限界がある．治療において最も効果があるのは認知行動療法であるとされており，この意味からもアディクション臨床は，心理士が最も活躍できる臨床現場のひとつだと言っても過言ではない[9]．

　最後の「スピリチュアルモデル」は，自助グループなどが拠って立つモデルである．元来，自助グループはキリスト教の影響を受けながら発展してきたものであり，依存症からの回復にあたっては，神（ハイヤーパワー）との結びつきを強調する．

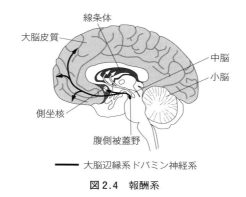

図2.4 報酬系

2.4 ▶ アディクションのメカニズム

a. 生理学的メカニズム

　依存性のある薬物に共通するのは，快感や多幸感をもたらすということである．薬物の摂取によって，神経伝達物質のドパミンが多量に分泌され，それが快感を生み出す．ドパミンが作用する脳の部位は，大脳辺縁系にある腹側被蓋野（ふくそくひがい）から側坐核（そくざかく）に至る「報酬系」と呼ばれる神経回路である（図2.4）．

　ドパミンは，薬物を摂取したときだけでなく，我々が快感を抱いたときは必ず分泌されている．逆に言うと，ドパミンが分泌されると，我々は主観的体験として快感を抱くのである．たとえば，うれしいことや楽しいことがあったとき，食事，スポーツ，セックスなどの際には，ドパミンが分泌されている．他方，依存性のある薬物を摂取したときは，これら自然なドパミン分泌量と比べると，何十倍から百倍近い量が一気に分泌される．このとき，強烈な快感を抱くが，その後ドパミンが枯渇してしまうと，不安，抑うつ，焦燥感，イライラ，疲労感などに苛（さいな）まれるようになる．これが離脱症状である．このような快と不快の繰り返しによって，脳は不快を避け，快を求めるようになり，薬物使用が反復され，アディクションが進行していく．

　依存が進むと，報酬系は当該物質に対して選択的に過敏な状態となる．逆にそれ以外のものに関しては，報酬系の反応が弱まることも指摘されている．たとえば，アルコール依存症患者は，アルコールやそれに関連する刺激には敏感

であるが，それ以外のもの（家族，友人，仕事など）への関心が低下してしまっている．家族や仕事よりもアルコールが第一という状態に陥ってしまうのである．

　また，近年の PET スキャンを用いた研究では，さらに依存が進んだアディクション患者は，これらの物質を投与してもドパミンの放出量が低下していることが見出されている[10]．つまり，依存が進むにしたがって従前の薬物摂取量では，快感や陶酔感を得ることができなくなっているのである．そのために快感を得ようとしてさらに摂取量が増えていくという悪循環に陥ってしまっている．これは耐性と呼ばれ，アディクションの重要な症状のひとつである．

b.　心理学的メカニズム

　上で述べた神経生理学的プロセスは，心理学的に説明することもできる．物質を摂取した際のドパミンの放出を主観的には快感と経験し，その快感が報酬となって薬物摂取行動や嗜癖行動の頻度が増えていく．つまり，快感という正の強化による学習によってアディクションが進行すると考えられる．

　さらに，アディクション患者は，些細なことで落ち込んだり不安になったり，ストレスを感じたりしやすいなど，陰性感情への脆弱性を有し，そうした状況へのコーピングスキル（たとえば，友達に相談する，体を動かす，趣味の活動をする）が欠乏していることが見出されている．たとえば，不安やストレスなどに対して，飲酒のほかにコーピングのレパートリーがない人は，アルコール依存症へのリスクが大きくなる．陰性感情が飲酒によって一時的に緩和されたという負の強化による学習が行われるためである．

2.5　アディクションのアセスメント

　一般に，強い依存性のある物質を，大量に長い期間使用していればいるほど，アディクションは重症になると考えられる．また，多種多様の薬物を乱用しているほど，心身への害は大きくなる．さらに，人によってアディクションになりやすい脆弱性は異なるし，使用の方法（注射か，吸引かなど）によっても違ってくる．

　したがって，アディクションの程度を正確に判定するには，DSM などの国際的な診断基準に則って専門家が正しく診断する必要がある．診断基準には，使用頻度や量の増加，耐性の存在，渇望や離脱症状があること，やめようとする努力が失敗に終わっていること，社会生活や職業生活に害が出ていること，そしてそれでもやめられないことなどが含まれている．

　さらに，重症度の判定には，科学的に妥当性が検証されたツールを用いることが必要である．世界中で最も広く用いられているのが，嗜癖重症度指標（Addiction Severity Index：ASI）という包括的質問紙である[11]．しかし，これは項目数が多く，網羅的かつ専門的なので，より簡便な質問紙もいくつか開発されている．こうした専門的なツールで，使用薬物の種類，量や頻度，使用方法，社会的な機能の障害などを判定する必要がある．

　アルコール依存症に関しては，WHO が開発した AUDIT（alcohol use disorders identification test）というツールがある[12]．これは 10 項目でアルコール依存度がスクリーニングできるものである．飲酒頻度，量，意図していた以上の飲酒をすること，記憶がなくなるまでの飲酒，飲酒による自責の念などの項目で査定する．満点が 40 点で，8 点以上で問題飲酒，15 点以上で依存症の疑いとされる．

2.6　アディクションの治療

a.　認知行動療法

　アディクション治療において，最も確実なエビデンスがあり，治療の第一選択肢とすべきは認知行動療法である[13]．なかでも，アディクション治療に特化した認知行動療法の治療モデルとして，マーラット（G. A. Marlatt）が開発したリラプス・プリベンション（relapse prevention）がある．リラプス・プリベンションは，当初アルコール依存症の治療モデルとして開発されたが，現在ではさまざまな物質や行動のアディクションに対して応用されている[14]．

　リラプスとは再発のことを指し，プリベンションとは防止という意味である．つまり，リラプス・プリベンションとは，直訳すると「再発防止」となる．アディクション治療で重要なのは，問題となっていた物質の使用や行動を

表2.3　リラプス・プリベンションの治療要素

治療要素	概要
中核的治療	
引き金の同定とスキル訓練	リラプスにつながるハイリスク状況の同定と対処
渇望へのコーピングスキル訓練	渇望に対処するためのスキル訓練
再発への対処	万一再発をした際のコーピングスキル訓練
周辺的治療	
生活スケジュールの作成	規則正しい生活を送るための日課作り
セルフモニタリング	リラプスの危険度のチェック
代替活動	ポジティブな活動，余暇活動
ソーシャルサポート	家族や自助グループとのかかわり

単にやめることではなく，「やめ続ける」ことである．したがって，リラプス・プリンベンションとは，リラプスを防止し，長く「やめ続ける」ことを目的とした治療モデルなのである．

　リラプス・プリベンションは，複数の認知行動療法的技法を組み合わせた包括的治療モデルであり，それらは中核的治療要素と周辺的治療要素に分けることができる．前者はほぼ全員に行うべきものであり，後者は各クライエントが有するリスクファクターや問題性に合わせて実施すべきものである（表2.3）．

（1）中核的治療要素

　中核的治療要素としては，2つの治療要素が挙げられる．1つ目は，引き金の同定とその対処，2つ目は渇望へのコーピングである．

■引き金の同定と対処

　引き金とは，物質使用を引き起こす外的・内的刺激のことである．いくら意志の力で薬物をやめようと固く誓っても，引き金が引かれると渇望が生じ，結局はリラプスへと至ってしまう．多くの薬物依存症者に共通する引き金は，外的なものでは薬物仲間，内的なものでは陰性感情がある．薬物をやめようと思っていても，仲間から誘われたときや，ストレスがあるときなどには，リラプスのリスクが高まる．

　したがって，治療においては，まず各クライエントにとって何が引き金なのかを具体的にできるだけ多く同定したうえで，それに対するコーピングを学習することが最も重要になる．たとえば，薬物仲間に対しては，関係を断った

り，誘いを断ったりする回避的コーピングが有効であるし，陰性感情に対しては，ストレスマネジメントやアンガーマネジメントなどを学習することなどが有効である．

■渇望へのコーピング

渇望へのコーピングスキルを学習することも重要である．引き金にいくら気を付けていても，意図せずに引き金が引かれてしまうことがある．断酒を続けていたのに，かつての飲み仲間に駅前でばったり会ってしまったとか，テレビを見ていてビールの CM が流れてきたなど，突発的に引き金が引かれ，渇望が生じてしまうことは実際によくあることだ．このようなときのために，渇望へのコーピングスキルを訓練しておく必要がある．代表的なスキルとしては，「思考ストップ法」がある．これは，薬物に対する思考が沸き起こってきたらすぐに，あらかじめ手首に巻いてあった輪ゴムをパチンとはじき，友達に電話をしたり，冷たい水を飲んだりするなどの方法である．

(2) 周辺的治療要素

周辺的治療要素とは，必ずしもすべてのクライエントに実施する必要はないもので，個々人の有するリスクファクターに応じて実施すべきものをいう．どのリスクファクターを有しているかは，クライエントによって異なるため，アセスメントを通してリスクファクターを査定し，それに対処する方略を組み合わせるケースマネジメントが必要となる．

具体的には，アルコールや薬物に対するポジティブな認知が問題であるクライエントには認知再構成，対人関係の問題を有する場合にはソーシャルサポート・ネットワークの構築や対人スキル訓練などを行う．

リラプス・プリベンションでは，これらの治療要素をパッケージとした包括的な治療を実施するが，既存の構造化されたワークブックやマニュアルに従って実施するのが最も効率的である．たとえば，覚醒剤依存症に対する治療プログラムとして世界中で活用されているものとしてマトリックス・モデルがあり[15]．日本版も開発されている[16]．

b. 随伴性マネジメント

アディクションのクライエントは，治療に対する動機づけが欠如しているこ

とがしばしばである．そもそも本人は治療を求めないし，周囲の説得によって
しぶしぶ治療を受けたとしても，治療に抵抗し脱落しやすい．このため，かつ
ては「底つき」をしなければ治療をしても無駄だと考えられていた．「底つき」
とは，心身の障害，逮捕，離婚などによって本人が心底，懲りることを指す．
しかし，言うまでもなく底をついてからでは遅い．アルコールや薬物で認知機
能に大きな障害が出れば，認知行動療法を行うことも難しいし，逮捕・離婚な
どによって社会的に孤立してしまえば，周囲のサポートを受けることができな
いため，治療はむしろ困難になる．したがって，本人が心から懲りるのを受け
身的に待つのではなく，適切な介入によって本人の動機づけを高めることが必
要になる．

　外発的動機づけを高めるための技法として，随伴性マネジメントがある．こ
れは治療への出席，断酒，断薬などの望ましい行動に対して，少額の金銭やバ
ウチャーなどの目に見える報酬を与えるオペラント条件づけを用いた介入であ
る．特に，望ましい行動が見られた直後にバウチャー（金券など）を配布する
場合や金銭的価値が大きい場合は効果が大きい．とはいえ，1ドルに満たない
少額のバウチャーや言語的な賞賛でも十分な効果を上げている場合もある[17]．

c.　動機づけ面接

　内発的動機づけを高める方法としては，動機づけ面接がある．プロチャスカ
（J. O. Prochaska）とノークロス（J. C. Norcross）は，アディクションのクラ
イエントの動機づけを説明するモデルとして，ステージ変容モデルを提唱し
た[18]．そのなかで，人間の行動変容に関する動機づけのレベルは，無関心期・
考慮期・準備期・実行期・維持期の5段階があると主張した．そして，その各

表2.4　変化のステージと介入法

変化のステージ	適切な介入
無関心期	動機づけ面接，心理教育
考慮期	動機づけ面接
準備期	認知行動療法
実行期	認知行動療法
維持期	自助グループ

段階にはそれに応じた治療アプローチがあり，それを適切に組み合わせることが重要であると強調した[18]．たとえば，いくらエビデンスがあるからといっても，薬物をまったくやめる気のない相手（無関心期）に認知行動療法を実施しても十分な効果は期待できないし，ドロップアウトしてしまうかもしれない．この段階のクライエントに対しては，動機づけ面接によって変化への動機づけを高めるのが最適である（表2.4）．

　動機づけ面接とは，パーソンセンタード・アプローチを基盤とし，クライエントの内発的動機づけを高めるために活用する一連のコミュニケーション技法のことである．それは，人間は説教，叱責，脅し，罰などでは変わらないというエビデンスに基づいている．そして，治療において何よりも重要なことは，相手を1人の人間として尊重し，傾聴や是認を基盤とした治療関係を構築することである．そのなかでさまざまな技法を用いることによって，本人の抱える矛盾（両価性）を拡大し，望ましい方向に少しずつ後押ししていこうとする[19]．これらは，無関心期や考慮期のクライエントに活用することはもちろんであるが，その後の段階でも他の治療法と併せて活用すべき手法である．

d.　マインドフルネス認知療法

　マインドフルネス認知療法とは，行動療法と認知行動療法に続く第三の認知療法として注目が集まっているアプローチである．元来うつ病の治療モデルとして開発されたものであるが，これをアディクション治療に活用することができる．たとえば，渇望が生じたときに，従来のアプローチでは思考ストップ法のように，それを意図的に抑え込んだり気をそらせたりする方法がとられていた．マインドフルネスでは，むしろ渇望をありのままに受容しようとする．

　たとえば，「渇望サーフィン」というテクニックがある．それは深呼吸しながら波のように寄せては返す渇望を受容しつつ，「呼吸をサーフボードにして，渇望の波をあるがままに体験する」という方法である[20]．ただし，アディクションへのマインドフルネスの効果についてメタアナリシスを見てみると，現時点では研究の方法上の問題などが大きく，確固としたエビデンスは得られていない[21]．今後の研究の進展が望まれる．

e.　自助グループ

　アディクションは，かつてのモラルモデルでは「本人の心がけの問題」として捉えられ，医療から門前払いされることも少なくなかった．そのなかで発展したのが，自助グループである．先述のように，自助グループは元来キリスト教の考え方を取り入れた「スピリチュアルモデル」（12ステップモデル）に立脚する（表2.2参照）．アディクションからの回復は，自らの限界を受け入れ，神（ハイヤーパワー）との結び付きが重要であると考える．アルコール依存症者の「アルコホーリクス・アノニマス（AA）」（無名のアルコホーリクたち）から始まり，現在はさまざまなアディクションに対する自助グループが，世界中で活発に活動を展開している．

　わが国では，わが国の文化に合わせてスピリチュアルな色合いを若干弱めつつ，AA，断酒会，ダルク（Drug Addiction Recovery Center：DARC）などが活発に活動している．いずれも，当事者同士のミーティングや共同生活を通して，問題克服のためのスキルやピアサポートを提供するものである．アディクションの克服には長い時間が必要であるが，医療や心理療法の期間が終了しても，自助グループに参加することによって長期的なサポート体制を維持することが必須である．

f.　ハームリダクション

　従来のアディクション治療では，完全な断酒や断薬が唯一のゴールであった．その場合，たとえ治療によって物質摂取量や頻度などが減少しても，それは治療の成功とは見なされなかった．たしかに完全な断薬が最も理想的なゴールであるとしても，現実にはそれはしばしば非常に困難である．

　そのようなクライエントへの対処として，まずはアディクションに伴う害を少しでも抑制するというハームリダクション（harm reduction）のアプローチに注目が集まりつつある．たとえば，完全な断酒ではなく節酒をゴールにするという方法がある．また，ヘロインの過剰摂取による死亡や，注射の回し打ちによる感染症拡大が問題となっている欧米では，それらの害を抑制するために，数々の方法が取られている．ヘロインの代わりに，より害の小さいメサドンという薬物を医療機関で投与する薬物置換療法，清潔な注射器や注射針を無

償で提供する注射器・注射針交換プログラムなどがある．このようなハームリダクションには，死亡の抑制，健康の増進，犯罪の抑制などに関して確固としたエビデンスがある[22]．さらに，ハームリダクションを入り口にすると，完全な断薬へと移行しやすいこともわかっている[22]．

　違法薬物依存に対するハームリダクションは，わが国ではまだ十分に受け入れられていないが，これは，クライエントの人権，生命，心身の健康を守るために考慮すべきアプローチであるといえる．

2.7 治療における留意点

　ここでアディクションの治療において，特に留意すべき点を述べたい．

a. ライフスタイル全体を標的にする

　アディクションはライフスタイルの病であり，ライフスタイル全体を標的にするような治療が必要である．つまり，単に断酒・断薬ばかりに着目しすぎていれば，治療は奏功しない．アディクションが深まるにつれて，それは生活のあらゆるところに深く根を下ろしてくる．家族関係，交友，生活習慣，余暇の過ごし方など，あらゆるものがアディクションによって影響を受けている．したがって，ライフスタイル全体に目を配って，規則正しい生活を送るなかで，問題をひとつひとつ修正していくことが必要となる．そのためには，家族を治療に巻き込むことや，司法，医療，福祉，教育，自助グループなど関係機関との連携を取ることも必須である．

b. サブグループの治療ニーズ

　若者，女性，妊婦，高齢者，セクシュアルマイノリティなどの人々にとっては，特有の治療ニーズがある．たとえば，若者はピアプレッシャーの影響が非常に大きいといわれている．また，女性は出産・育児などへの配慮のほか，被虐待体験などのトラウマを有する者も多いとされている．治療者は，こうした人々への理解を常に深めるとともに，治療において適切な配慮をしなければならない．同じ治療モデルを機械的に用いるのではなく，それぞれのニーズに合

わせたきめ細かなサポートが必要となってくる.

c.　再発時の対処

　アディクション治療において,　最も困難な問題のひとつは,　問題が再発した際の対処である.　リラプス・プリベンションの治療には2つの目的がある.　それは,　①ラプス(lapse)を防止する,　②万一ラプスが生じたとしても,　リラプス(relapse)への発展を防止するというものである.　ラプスとは,　薬物を1度再使用してしまうことである(スリップともいう).　一方,　リラプスとはそこから増悪して治療前の状態に後戻りし,　ライフスタイルすべてが元に戻ってしまうような状態をいう.

　この2つの区別を明確に理解しておくことが,　治療においてきわめて重要である.　なぜなら,　ラプスはアディクション治療において,　現実的には非常にしばしば生じるものだからである.　たとえば,　禁煙治療において,　完全な禁煙までには平均で数回程度の再喫煙があるといわれている.

　ここで重要なことは,　ラプスがあってもそれは治療の失敗を意味するのではないということである.　かつては,　治療者の方も,　それを治療の失敗と見なし,　本人にやめる意志がない証拠だとして,　責め立てたり,　治療を中断したりすることがあった.　しかし,　治療が支援につながっているかぎり,　依存症患者は,　何度か再使用をしたとしても,　最終的には断薬に至ることが可能である.　したがって,　治療中の再使用は,　治療の失敗ではなく,　まだ治療が十分に内面化していなかったためであると考えるべきである.

　もちろん,　ラプスが生じないように全力を尽くすべきであるし,　それができればそれに越したことはない.　しかし,　仮にラプスが生じたとしても,　リラプスへと発展することを防止できれば,　治療継続が可能である.　したがって,　そこで治療を中断するのではなく,　治療を続け,　再使用の原因を分析することなどによって,　さらに治療を深めていくことが大切になる.　そして,　その失敗から学習することによって,　今後同様の状況に陥ったとしても効果的な対処ができる可能性が高まる.　治療者はこのことをしっかりと理解しておかねばならない.

d. 専門職相互の連携

　依存症において心身の障害が顕著な場合は，医師や看護師などとの連携が必要である．特に，物質のアディクションの場合は解毒，離脱症状の緩和，幻覚妄想状態の治療など薬物療法が必要なことが多い．その後の治療では，認知行動療法など心理療法が中心となるが，その際もクライエントの心身の症状を把握しつつ，定期的に医師や看護師とコンサルテーションを行うことが必要となる．また，常日頃から自助グループとの連携を行うことも非常に重要となる．認知行動療法のセッションに自助グループのメンバーを招いて共同セッションを実施したり，治療者がクライエントを自助グループにリファーするなどの方法も考えられる．

　さらに，違法薬物使用者などの場合，刑事司法機関との連携が必要なケースもある．裁判中のクライエントや保護観察中のクライエントなど，ケースに応じて弁護士や保護司などと情報交換を行って，連携に努めることが重要である．

<h2>2.8 国際的な潮流と日本社会</h2>

　最後に，アディクションに関して，国際社会の動きを簡単に紹介したい．これはわが国においても，今後のアディクションに対する取り組みの方向性を考えるにあたって非常に重要なことだからである．

　国連は，2016 年 4 月の総会において，薬物問題特別セッション（United Nations General Assembly Special Session：UNGASS）を開催した．そこでは，世界的な問題である薬物問題に対して加盟国が取るべき方針が示された．かつて国際社会は，「薬物戦争」のスローガンの下，違法薬物に対して徹底的な取締りと厳罰化で臨むことで国際協調を図ろうとした．薬物密売人や薬物使用者を徹底的に取り締まり，厳罰を与えて拘禁すれば，世の中から薬物が一掃できるのではないかと考えられていたのである．しかし，現実には刑務所の過剰収容を招いただけで，薬物問題は鎮静化するどころか，いまなお深刻な事態が続いている．

　このような事態を受けて，国連は「薬物戦争」は失敗であったことをはっき

りと認めている．一方，ここ 10 年ばかりの間に，薬物依存症への治療などの医療的・公衆衛生的アプローチには，明確な効果があるというエビデンスが蓄積されてきた[23,24]．

　こうしたエビデンスを反映し，2016 年の UNGASS 決議には，薬物問題に対して新しいアプローチを取ることが盛り込まれたのである．その結果，多くの国々の政府も，薬物政策を見直し，エビデンスに基づく新たな対策を講じるようになっている．まず決議では，「薬物プログラム，対策，政策の文脈において，すべての個人の人権と尊厳の保護と尊重を促進すること」が強調された[25]．さらに決議には，「すべての人々，家族，社会の健康，福祉，ウェルビーイングを促進し，効果的，包括的，科学的なエビデンスに基づく治療，予防，ケア，回復，リハビリテーション，社会への再統合」に向けての努力の必要性が強調されている[25]．

　つまり，これまでの「犯罪」としての見地から，「公衆衛生」（public health）としての見地が重視されている．薬物問題を公衆衛生問題として見るということは，処罰による対処から，予防，治療，ハームリダクションなどの方法への転換を意味する．

　しかし，わが国は，先進国のなかで，違法薬物使用への対策について，もっぱら処罰に頼っている数少ない国のひとつである．薬物密売はどの国でも重罪であるが，薬物自己使用のみで刑務所に入る国は，先進国では日本くらいのものである．しかし，先に触れたように，処罰には刑務所人口の増大や社会における暴力の増加という「効果」しかなく，薬物使用を抑制することはできないということをエビデンスは示している[26,27]．

　一方，メタアナリシスによれば拘禁下で薬物依存症治療を実施した場合，再犯率は 15 ポイントほど低下することが見出されている[28]．また，社会内で治療を実施するとさらに効果が大きくなり，再犯率はおよそ 30 ポイント低下することが実証されている[29]．

　EU の多くの国では，薬物使用を刑事罰や拘禁刑の対象外にする（非刑罰化），それだけでは処罰されないようにする（非犯罪化）などの動きが進んでいる．ただし，よく誤解されるが，これは違法薬物を合法化しようとするものではない．

　薬物政策を考えるときも，単に従来の慣行や既存の制度だけに縛られて，その「効果」を科学的な視点から十分に考慮しない態度は，もはや時代遅れであるだけでなく，それでは十分な成果を上げることができない．現代社会における政策決定においては，わが国の文化や世論などを十分に考慮しつつも，「その政策には効果があるのか」という問いに答えるエビデンスに基づいたものとすることが，今後ますます重要になってくるといえるだろう．

〔原田隆之〕

▶文献

1) American Psychiatric Association (2013). *Diagnostic and statistical manual of mental disorders* (5th ed.). Washington, DC: American Psychiatric Association. (米国精神医学会　髙橋三郎・大野　裕（監訳）（2014）．DSM-5―精神疾患の分類と診断の手引―　医学書院)

2) 尾崎米厚（2016）．アルコールの疫学―わが国の飲酒行動の実態とアルコール関連問題による社会的損失―　竹井謙之（編）　別冊・医学のあゆみ―アルコール医学・医療の最前線 UPDATE ―（pp. 43-47）医歯薬出版

3) 厚生労働省（2020）．国民健康栄養調査　厚生労働省 Retrieved from https://www.mhlw.go.jp/content/10900000/000615383.pdf（2020 年 7 月 7 日）

4) 法務総合研究所（2020）．令和 2 年版犯罪白書―薬物犯罪―　法務省 Retrieved from http://www.moj.go.jp/content/001333078.pdf（2020 年 7 月 7 日）

5) United Nations Office on Drugs and Crime (2019). World Drug Report 2019. United Nations. Retrieved from https://wdr.unodc.org/wdr2019/（July 7, 2020）

6) Nutt, D. J., King, L. A., Saulsbury, W., *et al.*(2007). Development of a rational scale to assess the harm of drugs of potential misuse. *Lancet, 369*, 1047-1053.

7) Nutt, D. J., King, L., & Phillips, L. D.(2010). Drug harms in the UK: A multi-criterion decision analysis. *Lancet, 376*, 1558-1565.

8) Brickman, P., Rabinowitz, V. C., Karuza, J., *et al.*(1982). Models of helping and coping. *American Psychologist, 37*(4), 368-384.

9) 信田さよ子（2015）．アディクション臨床入門―家族支援は終わらない―　金剛出版

10) 高橋英彦（2019）．依存症の脳画像解析　宮田久嗣・高田孝二・池田和隆・廣中直行（編）　アディクションサイエンス―依存・嗜癖の科学―（pp.100-107）朝倉書店

11) McLellan, A. T., Kushner, H., & Metzger, D.(1992). The fifth edition of the Addiction Severity Index. *Substance Abuse Treatment, 9*, 199-213.

12) Saunders, J. B., Aasland, O. G., Babor, T. F., *et al.* (1993). Development of the Alcohol Use Disorders Identification Test （AUDIT）：WHO collaborative project on early detection of persons with harmful alcohol consumption-II. *Addiction, 88*(6), 791-804.

13) Magill, M., & Ray L. A.(2009). Cognitive-behavioral treatment with adult alcohol and illicit drug users: A meta-analysis of randomized controlled trials. *Journal of Study on Alcohol and Drugs, 70,* 516-527.

14) Marlatt, G. A., & Donovan, D. M.(Eds.).(2005). *Relapse prevention: Maintenance strategies in the treatment of addictive behaviors* (2nd ed.). New York, NY: Guilford Press.(マーラット, G. A., ドノバン, D. M.　原田隆之（訳）（2015). リラプス・プリベンション—依存症の新しい治療—　日本評論社)

15) Obert, J. L., McCann, M. J., Marineli-Casey, P., *et al.*（2000）. The Matrix model of outpatient stimulant abuse treatment: History and description. *Journal of Psychoactive Drugs, 32*(2), 157-164.

16) 原田隆之（2012). 覚せい剤受刑者に対する「日本版 Matrix プログラム（J-MAT)」のランダム化比較試験　日本アルコール・薬物医学会雑誌, *47*(6), 298-307.

17) Lussier, J. P., Heil, S. H., Mongeon, J. A., *et al.*（2006). A meta-analysis of voucher-based reinforcement therapy for substance use disorders. *Addiction, 101*(1), 192-203.

18) Prochaska, J. O., & Norcross, J. C.(2013). *Systems of psychotherapy: A transtheoretical analysis* (8th ed.). New York, NY: Brooks/Cole.

19) Miller, W. R., & Rollnick, S.(2012). *Motivational interviewing: Helping people change* (3rd ed.). New York, NY: Guilford Press.

20) Bowen, S., & Marlatt, G. A.(2009). Surfing the urge: Brief mindfulness-based intervention for college student smokers. *Psychology of Addictive Behaviors, 23*(4), 666-671.

21) Zgierska, A., Rabago, D., Chawla, N., *et al.*（2009). Mindfulness meditation for substance use disorders: A systematic review. *Substance Abuse, 30,* 266-294.

22) Marlatt, G. A.(Ed.).(1998). *Harm reduction: Pragmatic strategies for managing high-risk behaviors.* New York, NY: Guilford Press.

23) Minozzi, S., Saulle, R., De Crescenzo, F., & Amato, L.(2016). Psychosocial interventions for psychostimulant misuse. *Cochrane Database of Systematic Reviews, 9.* https://doi.org/10.1002/14651858.CD011866.pub2

24) Strang, J., Babor, T., Caulkins, J., *et al.*（2016). Drug policy and the public good: Evidence for effective interventions. *Lancet, 379,* 71-91.

25) United Nations（2016). Resolution adopted by the General Assembly on 19 April 2016. S-30/1. Our joint commitment to effectively addressing and countering the world drug problem. United Nations. Retrieved from https://documents-dds-ny.un.org/doc/UNDOC/GEN/N16/110/24/PDF/N1611024.pdf?OpenElement（July 7, 2020)

26) Poret, S.(2002). Paradoxical effects of law enforcement policies: The case of illicit drug market. *International Review of Law and Economics, 22*(4), 465-493.

27) Werb, D., Rowell, G., Guyatt, G., *et al.*（2011). Effect of drug law enforcement on drug market violence: A systematic review. *International Journal of Drug Policy, 22*(2), 87-94.

28) Mitchell, O., MacKenzie, D., & Wilson, D.(2012). The effectiveness of incarceration-based drug treatment on criminal behavior. *Campbell Systematic Reviews, 8*(1). https://doi.org/10.4073/csr.2012.18

29) Bonta, J., & Andrews, D. A.(2017). *The psychology of criminal conduct* (6th ed.). New York, NY: Routledge.（ボンタ，J.，アンドリュース，D. A.　原田隆之（訳）（2018）. 犯罪行動の心理学　北大路書房）

3

行為に関するアディクション

行動嗜癖の定義

　「依存」と「嗜癖」という言葉がある．依存の一番大きな括りは「嗜癖」（addiction）である．その下に，物質依存（substance dependence）と行動嗜癖（behavioral addiction）が分類される．物質の摂取が行き過ぎ，それに起因する問題が明確に存在する場合が「依存」，行動が行き過ぎて，それに起因する問題が明確に存在する場合が「嗜癖」である．

　つまり，「ギャンブル嗜癖」「ゲーム嗜癖」になるわけだが，「嗜癖」という用語は，スティグマなどの問題があるため，世界的にはなるべく使用しない動きがある．このため，「ギャンブル障害」「ゲーム障害」という用語が使われている．また，嗜癖は一般用語ではないため，「ギャンブル依存」「ゲーム依存」という用語が使用されることが多い．

　日常生活では，「あの人はワーカホリックだ」「ジョギング依存だ」などと言ったりするが，ある種の行動に依存性があると正式に認められたのは，ごく最近になってからのことである．「ギャンブル障害」が正式に診断基準に収載されたのは 2013 年，アメリカ精神医学会によって出版された『精神疾患の診

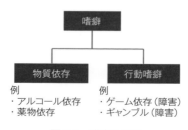

図 3.1　嗜癖の分類

断・統計マニュアル第5版（DSM-5)』[1]からであり，ゲーム障害が診断基準に掲載されたのは2019年に世界保健機関（WHO）が定めた国際疾病分類の第11版（ICD-11）からである．

行動が過剰となることを何でも「行動嗜癖」として病態化する動きもある．たとえば，「アルゼンチンタンゴ依存」「占い依存」「自撮り依存」に関する論文がある[2,3,4]．ビリュー（J. Billeux）らは，これら日常のすべての活動が嗜癖となりうるとする動きを疑問視し，あまりに多くの嗜癖病態が新規に提案されると，行動嗜癖領域の妥当性が損なわれると述べている[5]．

行動嗜癖の理論は60種類以上あるといわれているが[6]，従来採用されてきたのは，嗜癖の「コンポーネントモデル」であった[7]．このモデルは，次の6つの特性を嗜癖の定義としている．

（1）顕著性（salience）：特定の行動が生活上の優先順位において最も高くなること．そして，そのことばかり考えているなど，その行動にとらわれている状態になること．

（2）耐性（tolerance）：その行動を行う時間を長くしていかなければ，その行動を初めてした頃に得られた楽しいとか幸せだといった気分が得られなくなること．

（3）離脱症状（withdrawal）：その活動をやめると，気持ちが落ち込んだりイライラするといった不快な気分や，手が震える汗をかくといった自律神経症状があること．

（4）再発しやすさ（relapse）：長い間，やめることができていても，再度，使用してしまうことによって，すぐにもとの極端に過剰な使用パターンに戻ってしまうこと．

（5）気分転換としての使用（mood modification）：嫌な気分から逃れるためにその行動をすること．

（6）その行動による害（harm）：その過剰な行動によって，仕事や学業，社会生活や人間関係に問題が生じていること．

この6つの基準をすべて満たしていれば，あらゆる行動が「嗜癖」とされ，十分な検証がなされないまま，多くの過剰な活動が新しい「疾患」として公表されることとなった．

　これらの行動嗜癖における「コンポーネントモデル」への批判を経て，最も新しく行動嗜癖として採用された「ゲーム障害」における行動嗜癖の定義は，嗜癖に特有の症状があること，嗜癖行動に起因する健康，社会，家族問題があること，嗜癖に共通した脳内メカニズムがあることであった．

　嗜癖に特有の症状とは，使用のコントロール障害，その行動に対する渇望，とらわれ，問題が生じているにもかかわらず，その行動をエスカレートさせることなどである．

　嗜癖に共通した脳内の神経生物学的メカニズムとは，依存対象を連想させるcue に対する過大な脳内の反応（たとえば，依存対象の画像を見ただけで，前頭葉と線条体が活発に活動するなど），前頭前野の機能低下や報酬に対する欠乏状態（依存していない人で快感を得られる程度の刺激では快感を得られなくなる）などである．

　この章で述べる「行動嗜癖」のうち，2020 年現在，行動嗜癖という疾患として正式に認められているのは「ギャンブル障害」と「ゲーム障害」のみである．そのため，この2つの嗜癖以外はいまだ定義も明確ではないものの，その行動による問題によって，依存している本人や周りの人々が苦しんでいる現状があることから，各国の行動嗜癖の研究者がその依存性について研究を進めたり，実際に治療にあたったりしているところである．また，この章で取り上げた行動以外にも，「運動依存」（exercise addiction）や「自傷行為」「食べ吐き」などを行動嗜癖のひとつとして扱う動きもある．

　先に述べたように，十分な検証がなされないまま，多くの過剰行動が「嗜癖」として病態化されることには慎重でなければならないが，これらの過剰な行動が依存として認められることのメリットとしては，依存においては（衝動制御の障害よりも）予防対策や治療手法のエビデンスが豊富であり，疾患として認められれば，取り組む医療機関や相談機関が増え，予防や対策が進められることである．

3.2 ギャンブル障害

a. 定　　義

　ギャンブル障害はもともと，病的賭博（pathological gambling）という名称で，依存ではなく，窃盗症や放火症のような，衝動のコントロールができないために起きてくる疾患として，衝動制御の障害に分類されていた（表3.1）.

　2013年にアメリカ精神医学会により出版されたDSM-5で，病的賭博がギャンブル障害（gambling disorder）として，物質関連障害および嗜癖性障害群に分類されたことで，初めて依存に分類された．また，2019年5月にWHO総会で採択されたICD-11でも，病的賭博はギャンブル障害に改名され，「物質使用および嗜癖行動による障害」として依存に分類された（表3.2）.

表3.1　ICD-10の病的賭博の診断ガイドライン[8]

（a）持続的に繰り返される賭博
（b）貧困になる，家族関係が損なわれる，そして個人的生活が崩壊するなどの，不利な社会的結果を招くにもかかわらず，持続し，しばしば増強する

表3.2　ICD-11によるギャンブル障害の診断基準

ギャンブル障害は，持続的または反復的なギャンブル行動のパターンによって特徴づけられ，オンライン（i. e. インターネット経由）であるかオフラインであり，以下の特徴をもつ.
（1）ギャンブルに対するコントロールの減弱（例：開始，頻度，強度，継続時間，終了，状況）
（2）他の生活上の関心や日常の活動よりギャンブルが優先されるほどに，ギャンブルの優先順位が高くなる
（3）マイナスの結果が生じているにもかかわらずギャンブルを継続あるいはエスカレートさせる．その行動パターンは個人的，家族的，社会的，教育的，職業的，または他の重要な領域の機能に著しい障害を結果としてもたらすのに十分な重大性を有している
ギャンブル行動のパターンは，連続的であるか，あるいは挿間的で反復的である．診断を下すためには，12か月以上の期間にわたってギャンブル行動およびその他の特徴が通常明らかでなければならないが，すべての診断要件が満たされかつ症状が激しければ必要な期間を短縮してもよい.

　ギャンブルが依存に分類された理由は，ギャンブル障害の症状が，放火症などの他の衝動制御の障害の症状より，物質依存の症状に近かったからである．物質依存を特徴づける特性，たとえば，渇望，コントロール障害，禁断症状，耐性，物質中心の生活，物質摂取により問題が生じているが摂取する，再発（物質摂取を一時中断しても，再開すればすぐに元の状態に戻る）などが，ギャンブル障害にも認められる．もっとも，ギャンブルの場合，渇望はとらわれと表現されており，禁断症状は精神的な症状で，アルコールのような手の震えや発汗などの身体症状を示さない．

　さらに，ギャンブル障害に認められる認知障害や脳内の神経生物学的メカニズムが衝動制御の障害より物質依存に近いことも理由のひとつである．また，物質依存とギャンブル障害が遺伝負因を共有すること，他の精神障害合併率が高くそのパターンが似通っていること，物質とギャンブル双方に依存するケースが多いことなども，ギャンブルが依存であることを支持している．

b．疫　　学

　ギャンブル障害のスクリーニングテストである South Oaks Gambling Screen（SOGS）を用いた研究では，各国の有病率は，オランダ（1.9%），アメリカ（1.9%）などがある[9]．

　わが国では，2013 年に樋口が，全国の 20 歳以上の男女 7,500 名を無作為抽出し，SOGS の邦訳版を用いてギャンブル障害の推計に関する予備調査を実施している．その結果，生涯のどこかでギャンブル障害を疑われた人の割合は，男女合わせて 4.8%，推計数は 540 万人となった[10]．さらに，2017 年には，樋口らが，無作為に選ばれた 20 歳以上の男女 10,000 人を対象とした調査を実施している．その結果，SOGS に回答した者は 4,685 名で，ギャンブル障害の疑われる者の生涯有病率の推計値は 3.6%，過去 12 か月間に依存の疑われた者の推計割合は 0.8% であり，推計数はそれぞれ 320 万人と 70 万人であった[11]．海外の研究と比べると，わが国のギャンブル障害の生涯有病率は高い傾向にある．また，自殺未遂と自己破産がギャンブルの最も重度な結果として起きる[12]．合併精神障害としては，気分障害や不安障害，アルコール使用障害，薬物使用障害，反社会性人格障害などが示されている[12]．これはギャン

ブル障害の結果として現れることが多い.

c. 治　　療

　わが国でも，GA（ギャンブラーズ・アノニマス）が「12のステップ」を用いた自助グループを全国各地で行っている（表3.3）. また，社会復帰支援を行う回復団体や回復施設が開設されている.

　さらに，専門医療機関での外来および入院での治療も行われている. 薬物治療としてはナルトレキソンやナルメフェンが効果を示している. 心理療法としては，認知行動療法が広く行われているが，ペトリー（N. M. Petry）らのシステマティックレビューでも，その有効性が示されている[14]. わが国においても，医療機関，相談機関ではギャンブル障害に特化した認知行動療法を用いたプログラムを実施しているところもある.

表3.3　GAで用いられている回復のための12ステップ[13]

1. 私たちはギャンブルに対して無力であり，思い通りに生きていけなくなっていたことを認めた.
2. 自分を越えた大きな力が，私たちの考え方や生活を健康的なものに戻してくれると信じるようになった.
3. 私たちの意志と生き方を自分なりに理解したこの力の配慮にゆだねる決心をした.
4. 恐れずに，徹底して，モラルと財務の棚卸しを行ない，それを表に作った.
5. 自分に対し，そしてもう一人の人に対して，自分の過ちの本質をありのままに認めた.
6. こうした性格上の欠点全部を，取り除いてもらう準備がすべて整った.
7. 私たちの短所を取り除いて下さいと，謙虚に（自分の理解している）神に求めた.
8. 私たちが傷つけたすべての人の表を作り，その人たち全員に進んで埋め合わせをしようとする気持ちになった.
9. その人たちやほかの人を傷つけない限り，機会あるたびに，その人たちに直接埋め合わせをした.
10. 自分自身の棚卸しを続け，間違ったときは直ちにそれを認めた.
11. 祈りと黙想を通して，自分なりに理解した神との意識的な触れ合いを深め，神の意志を知ることと，それを実践する力だけを求めた.
12. 私たちのすべてのことにこの原理を実行しようと努力を続け，このメッセージをほかの強迫的ギャンブラーに伝えるように努めた.

2010年7月改正

GA日本の許諾のもとに掲載.

3.3 ゲーム障害

a. 定　　　義

　インターネットの過剰使用が1990年代後半から問題視されるようになった.
その後のインターネットとそのサービス, スマートフォンの急速な普及と拡大
により, インターネットの過剰使用の問題も急速に深刻化した.

　インターネット依存とゲーム障害は, ICD-10にもDSM-Ⅳ-TRにも関連す
る病名はなかった. DSM-5で初めて, インターネットゲーム障害（Internet
gaming disorder）の診断基準が収載された. しかし, これは「今後エビデン
スの蓄積が充分なされた時点で正式に収載する」という予備的診断基準で, 正
式収載ではなかった. 2019年5月のWHO総会でゲーム障害がICD-11に収載
され, 初めて「物質使用および嗜癖行動による障害」の仲間入りをした（表
3.4）. インターネットのサービスの中でゲームだけが取り上げられたのは, さ
まざまなサービスの中でゲームが嗜癖としてのエビデンスの蓄積が充分である
と判断されたからである.

　ゲームが依存に分類されるようになった理由は, 主にギャンブル障害との間
の依存行動の類似からである. また, 物質依存やギャンブル障害とゲーム障害

表3.4　ICD-11ゲーム障害診断基準

以下の1a〜1c, 2, 3のすべてを満たす場合に「ゲーム障害」と診断される.
　1. 持続的または再発性のゲーム行動パターン（オンラインまたはオフライン）で, 以
　　下のすべての特徴を示す.
　　a. ゲームのコントロール障害がある（たとえば, 開始, 頻度, 熱中度, 期間, 終了,
　　　プレイ環境などにおいて）.
　　b. 他の日常生活の関心事や日々の活動よりゲームが先にくるほどに, ゲームをます
　　　ます優先する.
　　c. 問題が起きているのにかかわらず, ゲームを継続またはさらにエスカレートさせ
　　　る（問題とは, たとえば, 反復する対人関係問題, 仕事または学業上の問題, 健
　　　康問題）.
　2. ゲーム行動パターンは, 持続的または挿話的かつ反復的で, ある一定期間続く（た
　　とえば, 12か月）.
　3. ゲーム行動パターンは, 明らかな苦痛や個人, 家族, 社会, 教育, 職業や他の重要
　　な部分において著しい障害を引き起こしている.

との間の脳内の神経生物学的メカニズムが類似していること，報酬のあり方について，衝動制御の障害は負の強化しかないが，ゲームは他の依存と同様に正の強化で始まり，やがて負の強化が優勢になることも共通している．つまり，「ゲームをすると楽しい気持ちになる」からゲーム行動が強化されるが，徐々に「ゲームをやめると嫌な気持ちになる」からゲーム行動をし続けるようになるということである．

b. 疫　　　学

　三原らは，ゲーム障害に関するレビューを行い，各国の有病率の推計値について，0.6％〜27.5％との結果を得た[15]．この幅の広さは，真の有病率の差異よりも，ゲーム障害の基準がなかったために，それぞれの研究者がさまざまなスクリーニングテストとカットオフポイントを用いて推計値を産出しているという研究方法の違いを反映しているものと推察される．有病率は，若者や男性に高く，世界の地域差は認められなかった．

　わが国におけるゲーム障害の有病率に関しては，まだゲーム障害の定義を用いたスクリーニングテストが開発されていないこともあり，国を代表するサンプルを用いた研究はなされていない．久里浜医療センターは，2019年に全国の10歳から29歳の若者9,000名を無作為に抽出し，ゲーム行動などに関する実態調査を実施した[16]．ゲームをしている者の割合では，男性の93％，女性の77％が過去1回以上ゲームをしていた．また男性の約25％，女性の約10％は，平日に3時間以上ゲームをしていた．また，平日のゲーム使用時間とゲームに起因するさまざまな問題の割合は正の相関を示していた．

　合併精神障害では，ADHDや自閉スペクトラム症といった発達障害や，社交不安障害，抑うつ状態などがみられる．

c. 治　　　療

　インターネット依存・ゲーム障害の治療に関しては，その方法や有効性に関する研究の蓄積もいまだ世界的に乏しい状況にある．治療に関するメタアナリシス結果によると，認知行動療法や家族療法などの心理社会的治療の有効性は認められたものの，解析の対象とした研究は全般的に研究対象者数も少なく方

法論も稚拙なものが多かったという[17]．しかし，先に述べたように，ネット
の過剰使用は各国において大きな健康・社会問題になっており，既存の依存症
治療の方法論などを参考にしながら各国においてさまざまな取り組みがなされ
始めているところである．

　ゲーム障害が ICD-11 に収載されたことにより，わが国でもインターネット
依存・ゲーム障害の治療に取り組む医療機関・相談機関が増えてきている．

　久里浜医療センターでは 2011 年からインターネット依存専門治療外来を開
設し，ゲーム障害の方の治療にあたっている．インターネット依存専門治療外
来受診者の平均年齢は 17 歳，男性が大多数を占めている．インターネットの
さまざまなサービスのうち，その 90％がゲームに依存している．久里浜医療
センターでは，受診者の治療への動機づけのレベルや合併精神障害の有無など
をアセスメントし，治療方法を選択している．すなわち，精神科主治医による
個人精神療法や心理士によるカウンセリングや認知行動療法，運動や SST
（生活技能訓練）を取り入れたデイケアプログラムや，6 週から 8 週の入院に
よる治療などである．また，教育機関と連携し，年に 1 回，8 泊 9 日の合宿治
療プログラムも行い効果を上げている[18]．

　自助グループとしては，海外では 12 ステップを用いたオンラインゲームの
自助グループ（online gamers anonymous：OLGA）が行われている．わが国
でも徐々に自助グループが活動を始めている．

3.4　性　依　存

a. 定　　義

　性依存は性行動過剰障害（hypersexual disorder），性依存（sexual addic-
tion）と呼ばれる．性依存症は，性的な欲求が過剰なものから，フェティシズ
ム，小児性愛など性的対象が逸脱したもの，露出症や窃視症（のぞき，盗撮）
のように性的快感を得るための手段が逸脱したものまで，多様な病態を含む概
念である．性依存症に対する明確な定義はなく，ICD-10 の「性嗜好の障害」
（paraphilia）に近い疾患であるとされてきたが，2019 年発表の ICD-11 に「強
迫的性行動症」（compulsive sexual behavior disorder）が収載された．性依存

表 3.5　ICD-11 における強迫的性行動症の定義

・強烈かつ反復的な性的衝動または渇望があり，制御に失敗している．
・反復的な性行動が生活の中心となり，他の関心，活動，責任が疎かになっている．
・性行動の反復を減らす努力がたびたび失敗に終わっている．
・望ましくない結果が生じているにもかかわらず，またそこから満足が得られていないにもかかわらず，性行動を継続している．
・重大な苦悩，および個人，家族，社会，教育，職業，および他の重要な領域での機能に重大な問題が生じている．
・この状態が少なくとも 6 か月以上の期間にわたって継続している．
・パラフィリア障害を除外すること．

症は，脳内の神経生物学的メカニズムや病態において，物質依存との類似が指摘されたが，嗜癖としてのエビデンスの蓄積が不十分とされ[19]，「強迫的性行動症」として衝動制御の障害に分類された（表 3.5）．

　強迫的性行動症は，強烈で反復的な性的衝動の制御の失敗によって特徴づけられる．症状としては，反復的な性行為が生活の中心となり，健康やパーソナルケア，他のものに対する興味や関心，責任を果たすことなどを無視するようになる．また，反復する性行為をなんとか減らそうと努力してもうまくいかず，望ましくない結果があり，性行為にほとんど満足感はないにもかかわらず性行為を繰り返し続ける．さらに，強烈な性的衝動や衝動を制御することができず，結果として繰り返される性行為を制御できないということが，長期間（たとえば，6 か月以上）にわたって現れ，個人，家族，社会，学業，職業上の機能，または他の重要な機能において障害を引き起こしているものとされた．

b.　疫学および治療

　性依存に関する有病率の十分なデータはみられない．研究者たちは 3～6％と見積もっている[20]．またその 80％以上を男性が占めると推察している[21]．

　性行動過剰障害は，ADHD との合併が指摘されており，その 23～28％がADHD を有していたとの報告がある[22]．

　治療に関しては，動機づけ面接や認知行動療法，家族/カップル療法，心理教育，マインドフルネスなどが効果を上げている[12]．また，性依存や性犯罪

者の自助グループも活動している.

　わが国で，刑務所内での「性犯罪者再犯防止プログラム」の開発に携わり，「痴漢外来」で性的問題行動を抱えた人々の治療を行ってきた原田によると，「痴漢外来」受診者 137 名の性的問題行動の内訳は，痴漢が 41.6%，盗撮・のぞきが 35.8%，過度な風俗店利用や浮気が 11.7%，露出が 3.6%であったという[23]．性別は 100%が男性で，平均年齢は 36.1 歳，30 代 40 代が 7 割であったという．リラプス・プリベンションモデルの治療プログラムも実施され，性的衝動や行動をコントロールするためのコーピングスキルが有意に改善されるなど効果を上げている[23]．

3.5　食べもの依存

a. 定　　義

　食べ物依存（food addiction）の定義も明確ではなく，食べることで快楽を得る行為で，塩分や油，砂糖が過剰に含まれるような食べ物を，体を維持する上で必要とする以上に摂取する行為と緩く定義されてきた[24]．過食（binge eating/overeating）との関連が非常に強い．

　過食行動には，コントロールの障害や，衝動性，報酬欠乏，渇望，社会的な問題が生じること，問題が生じるにもかかわらず繰り返し使用するといった嗜癖としての特徴がみられるなど，物質依存との類似性が多数主張されてきている[25]．また，ある種の食べ物は，物質依存と似たような脳内の神経生物学的メカニズムがあることが明らかになってきており，依存性があるとの主張も多数なされてきている[24,26]．

b. 疫　　学

　食べ物依存のスクリーニングテストである Yale Food Addiction Scale（YFAS）を用いた研究を対象として，有病率に関するシステマティックレビューをしたパーシー（K. M. Pursey）らによると，15 編の論文中の有病率は 19.9%で，35 歳以上，女性，臨床群に多かったとしている[27]．また，有病率と合併精神障害に関するシステマティックレビューとメタアナリシスをしたバ

ロウズ（T. Burrows）らによると，51 編の論文中の有病率は 16.2%であった[28]．合併精神障害に関しては，食べもの依存と過食には相関があり，抑うつ，不安と食べもの依存にも関連がみられた．

c. 治　　療

　治療としては，認知行動療法や，外科的な手術ではなく磁気刺激で脳に働きかける神経調節といった方法が行われている[25]．セロトニン・ノルアドレナリン再取り込み阻害薬（SNRI）などの薬物治療も用いられている[12]．また，12 ステップを用いた自助グループ（overeaters anonymous）も行われている[25]．日本でも過食症・拒食症を含めた摂食障害の自助・ピアサポートグループである NABA（Nippon Anorexia Bulimia Association）が 1987 年から活動している．

3.6　買い物依存

a. 定　　義

　買い物依存は compulsive buying disorder とされ，ICD-10 における「その他の習慣及び衝動の障害」に分類される．明確な定義は定められていないが，ディトマー（H. Dittmar）によると，「買い物の行動が抑えきれない」（渇望），「買い物行動がコントロールできない」（コントロール障害），「ネガティブな結果が引き起こされているにもかかわらず買い物行動を続ける」（負の結果）の3つの特徴を有していることを目安としている[29]．

　また，ザドカ（L. Zadka）らは，買い物依存者におけるコントロール障害や耐性（買い物行動が増加していくこと）は，物質に対する依存と類似しているとして，強迫的な買い物行動も嗜癖として定義してよいのではないかと述べている[30]．

b. 疫学および治療

　マラズ（A. Maraz）らのメタアナリシスによると，大規模な無作為抽出によるサンプルでは有病率は 4.9%（3.4〜6.9%）であり，若者，女性に多く，

国による差はみられなかったとしている[31].

　また，ミュラー（A. Müller）らは，1994 年から 2013 年の過去 20 年間の強迫的買い物行動に関する論文をレビューし，ヨーロッパのデータでは，有病率は増加傾向がみられるとしている．さらに，薬物治療の効果に関するエビデンスは乏しいが，集団認知行動療法は有効性を示していたと述べている[32]．また，動機づけ面接なども効果を発揮したとの研究もみられている[12].

3.7　窃　盗　症

a. 定　　義

　窃盗症（kleptomania）は，1952 年発表の DSM-1 から病名として収載されている．DSM-5 では反抗挑発症/反抗挑戦性障害，間欠爆発症，素行症/素行障害，反社会性パーソナリティ障害，放火症などとともに，「秩序破壊的・衝動制御・素行症」に分類されている．現在のところ，依存としての研究の蓄積は乏しいものの，治療反応性や病因，現象学的類似性から，物質依存との共通性が主張されている[33].

b.　疫学および治療

　有病率に関して，データの蓄積に乏しいが，DSM-5 では人口の 0.3～0.6%と推計されている．また，窃盗をした人の 5% が，窃盗症に該当するのではないかとする論文がある[34]．また，窃盗症と仕事依存，買い物依存との合併率の高さが指摘されている[35].

　窃盗症の治療としては，認知行動療法や，選択的セロトニン再取り込み阻害薬（SSRI）などの薬物療法が行われている[36].

　わが国で窃盗症の治療にあたっている竹村によると，2008 年から 10 年間で約 1,700 例の常習窃盗症例の受診があり，そのうち 9 割以上が万引きで，1 回の被害額が 1,000 円以内という例がほとんどであったという[37]．合併精神障害としては摂食障害が最も多く，物質関連障害および嗜癖性障害，気分障害，不安障害，パーソナリティ障害，ため込み症，自閉症スペクトラム，ADHDなどがみられるという．治療としては，アディクションアプローチを用いてお

り，個人精神療法，教育的治療，自助グループ，家族療法，認知行動療法，対人関係療法，SST などの原理を応用しているという．

3.8 ▶ 今後の課題と展望

　これまでみてきたように，行動に対する嗜癖は現状ではまだ新しい分野であり，疾患として認められたものは限られており，その定義も明確でないものも多い．しかし，それらの行動のコントロールができなくなり，身体面，精神面，人間関係や社会生活に障害が生じるなど，苦しめられている人々がいることは事実である．この分野の治療や予防対策を進めるためには，科学的な手法を用いた検証を進めていくことが重要である．

　また，従来から嗜癖には社会のスティグマがつきまとってきた．この社会および嗜癖者自身の疾患に対するスティグマが，嗜癖に苦しむ人々が援助を求めることを阻害し，問題を拡大させ，深刻化させてきた大きな要因でもあった．新しい分野である行動嗜癖において，従来の依存におけるようなスティグマを世の中に浸透させないためにも，その状態像やメカニズムを明らかにし，科学的な根拠をもった公衆衛生をしていく必要があるだろう．

　今後，行動嗜癖に対する効果的な予防法，治療法の開発が進むこと，これらの行動嗜癖の治療に対応できる医療機関や相談機関が増えること，従来の薬物依存における自助グループや回復施設のような，嗜癖者の回復の支えとなる社会資源が増えることが望まれる．　　　　　　　　　　　　　　　　〔三原聡子〕

▶文献

1) American Psychiatric Association（2013）. *Diagnostic and statistical manual of mental disorders*（5th ed.）. Washington, DC: American Psychiatric Association.（米国精神医学会　髙橋三郎・大野　裕（監訳）（2014）．DSM-5―精神疾患の診断・統計マニュアル―医学書院）

2) Targhetta, R., Nalpas, B., & Pascal, P.（2013）. Argentine tango: Another behavioral addiction? *Journal of Behavioral Addictions, 2*(3), 179-186.

3) Grall-Bronnec, M., Bulteau, S., Victorri-Vigneau, C., *et al.*（2015）. Argentine tango：Another behavioral addiction? *Journal of Behavioral Addictions, 4*(1), 27-31.

4) Balakrishnan, J., & Griffiths, M. D. (2018). The psychosocial impact of excessive selfie-taking in youth：A brief overview. *Education and Health, 36*(1), 3-6.

5) Billieux, J., Schimmenti, A., Khazaal, Y., *et al.* (2015). Are we overpathologizing everyday life?. *Journal of Behavioral Addictions, 4*(2), 119-123.

6) West, R., & Brown, J. (2013). *Theory of addiction* (2nd ed.). Chichester, West Sussex, UK: Wiley Blackwell.

7) Brown, I. (1997). A theoretical model of the behavioural addictions: Applied to offending. In J. E. Hodge, M. McMurran, & C. R. Hollins (Eds.), *Addicted to crime？* (pp. 13-65). Chichester, UK: John Wiley.

8) World Health Organization (1992). *The ICD-10: Classification of Mental and Behavioural Disorders: Clinical description and diagnostic guidelines.* Geneva, Switzerland: World Health Organization. (World Health Organization　融　道男・中根　充文・小宮山実・岡崎祐士・大久保喜朗（監訳）(2005)．ICD-10 精神および行動の障害―臨床記述と診断ガイドライン新訂版―　医学書院)

9) Lesieur, H., & Blume, S. (1987). The South Oaks Gambling Screen (SOGS): A new instrument for the identification of pathological gamblers. *American Journal of Psychiatry, 144*(9), 1184-1188.

10) 樋口　進 (2013)．厚生労働科学研究委補助金「WHO 世界戦略を踏まえたアルコールの有害使用対策に関する総合的研究」平成 25 年度報告書.

11) 樋口　進・松下幸生 (2017)．国内のギャンブル等依存に関する疫学調査（全国調査結果の中間とりまとめ）　久里浜医療センター Retrieved from https://kurihama.hosp.go.jp/about/pdf/info_20171004.pdf（2020 年 4 月 1 日）

12) Saunders, J. B., Conigrave, K. M., Latt, N. C., *et al.* (Eds.). (2016). *Addiction medicine* (2nd ed.). Oxford, UK：Oxford University Press.

13) GA 日本インフォメーションセンター (2010)．回復のためのプログラム　GA 日本インフォメーションセンター Retrieved from http://www.gajapan.jp/jicab-programofrecovery.html（2020 年 9 月 1 日）

14) Petry, N. M., Ginley, M. K., & Rash, C. J. (2017). A systematic review of treatments for problem gambling. *Psychology Addictive Behavior, 31*(8), 951-961.

15) Mihara, S., & Higuchi, S. (2017). Cross-sectional and longitudinal epidemiological studies of Internet gaming disorder: A systematic review of the literature. *Psychiatry Clinical Neuroscience, 71*, 425-444.

16) 久里浜医療センター (2019)．ネット・ゲーム使用と生活習慣についてのアンケート調査結果．https://www.ncasa-japan.jp/docs（2020 年 9 月 1 日）

17) Winkler, A., Dörsing, B., Rief, W., *et al.* (2013). Treatment of Internet addiction: A meta-analysis. *Clinical Psychology Review, 33*(2), 317-329.

18) Sakuma, H., Mihara, S., Nakayama, H., *et al.* (2016). Treatment with the Self-Discovery Camp (SDiC) improves Internet gaming disorder. *Addictive Behaviors, 64*, 357-362.

19) Kraus, S., Voon, V., Potenza, M., *et al.* (2016). Should compulsive sexual behavior be considered an addiction?. *Addicion, 111*, 2097-2106.

20) Kafka, M. P.（2010). Hypersexual disorder: A proposed diagnosis for DSM-V. *Archives of Sexual Behavior, 39*(2), 377-400.

21) Reid, R. C., Carpenter, B. N., Hook, J. N., *et al.*（2012). Report of findings in a DSM-5 field trial for hypersexual disorder. *The Journal of Sexual Medicine, 9,* 2868-2877.

22) Reid, R. C., Davtian, M., Lenartowicz, A., *et al.*（2013). Perspectives on the assessment and treatment of abult ADHD in hypersexual men. *Neuropsychiatry, 3,* 295-308.

23) 原田隆之（2019). 痴漢外来—性犯罪と闘う科学—　ちくま新書

24) Kalon, E., Hong, J. Y., Tobin, C., *et al.*（2016). Psychological and neurobiological correlates of food addiction. *International Review of Neurobiology, 129,* 85-110.

25) Adams, R. C., Sedgmond, J., Maizey, L., *et al.*（2019). Food addiction: Implications for the diagnosis and treatment of overeating. *Nutrients, 11*（9), 2086.

26) Dimitrijević, I., Popović, N., Sabljak, V., *et al.*（2015). Food Addiction-diagnosis and treatment. *Psychiatria Danubina, 27*(1), 101-106.

27) Pursey, K. M., Stanwell, P., Gearhardt, A. N., *et al.*（2014). The prevalence of food addiction as assessed by the Yale Food Addiction Scale: A systematic review. *Nutrients, 6*（10), 4552-4590.

28) Burrows,T., Kay-Lambkin, F., Pursey,K., *et al.*（2018). Food addiction and associations with mental health symptoms: A systemtic review with meta-analysis. *Journal of Human Nutrition and Dietetics, 31,* 544-572.

29) Dittmar, H.（2005). Compulsive buying - growing concern? An examination of gender, age, and endorsement of materialistic values as predictors. *British Journal of Psychology, 96*(4), 467-491.

30) Zadka, L., & Olajossy, M.（2016). Compulsive buying in outline. *Psychiatria Polska, 50*（1), 153-164.

31) Maraz, A., Griffiths, M., & Demetrovics, Z.（2016). The prevalence of compulsive buying: A meta-analysis. *Addiction, 111,* 408-419.

32) Müller, A., Mitchell, J., & Zwaan, M.（2015). Compulsive Buying. *The American Journal on Addictions, 24,* 132-137.

33) Grant, J. E., Odlaug, B. J., & Kim, S. W.（2010). Kleptomania: Clinical characteristics and relationship to substance use disorders. *The American Journal of Drug and Alcohol Abuse, 36*(5), 291-295.

34) Sipowicz, J., & Kujawski, R.（2018). Kleptomania or common theft: Diagnostic and judicial difficulties. *Psychiatria Polska, 52*(1), 81-92.

35) Kim, H. S., Christiani, A. R., Berton, D., *et al.*（2017). Kleptomania and co-morbid addictive disorders. *Psychiatry Research, 250,* 35-37.

36) Zhang, Z., Huang, F., & Liu, D.（2018). Kleptomania: Recent advance in symptoms, etiology and treatment. *Current Medical Science, 38*(5), 937-940.

37) 竹村道夫・吉岡　隆（編）（2018). 窃盗症クレプトマニア—その理解と支援—　中央法規出版

4

アディクションの視点からみた摂食障害

4.1　はじめに―当事者から学ぶ―

　摂食障害に苦しみ，現在は自助グループ NABA（日本アノレキシア・ブリミア協会：Nippon Anorexia Bulimia Association）の中心的役割を担っている鶴田桃エは「症状は表面に出てくる泡の一つであり，症状を生み出している根本的な問題は，『このままの自分では受け入れてもらえない，生きる価値がない』という自分への差別であると知った．『何を食べたらいいのかわからない』『食べるのが怖い』『太ることが耐えられない』といった感覚は，『どう生きていったらいいのかわからない』『生きていくのが怖い』『自分の存在が堪えられない』ということの表れだったのだ．」[1] と記している．

　専門家は，しばしばその泡に囚われ，その泡を躍起になって潰すことが回復の道であると考えがちである．また，当事者は，症状を泡だと気づくことができるまでには，長い苦しい道を歩んでいる．当事者たちが，自分の症状への固執から，根っこにある課題に気づいていくプロセスに専門家たちはかかわっていかなくてはならない．

4.2　摂食障害という問題

　人が生きていくために本来は欠くことができない「食べる」という行動に関して生じてくる障害を摂食障害といい，大きくは神経性やせ症（anorexia nervosa，以下 AN と記述）と神経性過食症（bulimia nervosa，以下 BN と記述）に分類される．ICD-10 の診断基準によると表 4.1 のよう特徴づけられる[2]．AN と BN は症状の出方は異なるものの，「自己評価に対する体重や体形の過剰な影響」が共通する．

表 4.1 アノレキシアとブリミア (ICD-10 より)

AN	BN
著しい低体重	過食
体重増加や肥満に対する恐怖，ボディ・イメージの障害	体重増加を防ぐための不適切な代償行動（自己誘発性嘔吐や下剤乱用による浄化行動（purging）など）
自己評価に対する体重や体形の過剰な影響	自己評価に対する体重や体形の過剰な影響

　DSM-5 では，「食行動障害および摂食障害群」として異食症，反芻症/反芻障害，回避・制限性食物摂取症/回避・制限性食物摂取障害，神経性やせ症/神経性無食症，神経性過食症/神経性大食症，過食性障害，他の特定される食行動障害または摂食障害，特定不能の食行動障害または摂食障害が取り上げられている[3].

4.3　摂食障害にかかわる要因

a.　社会文化的要因

　摂食障害の社会文化的要因には，コンビニエンスストアの増加やファーストフードをはじめとする外食産業の発達などにより匿名性の担保された「個食」が可能な状況が生まれ，都市の住環境や労働環境が「個食」を容易にしている状況が挙げられるだろう．また，マスメディア，特にテレビの普及とともに「痩せる」あるいは「痩せている」ことの価値観が社会に浸透していったことも挙げられる．そうした痩身志向の価値観は，1970 年代から徐々に広まり，1980 年代以降ダイエットブームとなって爆発的に広まったといわれている[4].そうした状況は現在も継続しており，痩身志向の価値観を幼少時から見聞きし，「痩せていることに価値がある」と学習するのはある意味自然な流れであろう．痩身志向の価値観が社会に共有され，太っていることを否定的に捉えたり，からかいの材料にしたりするような文化状況は，特に女性にとって厳しく，自分の体形や容姿に関心の強まる思春期には，「痩せたい」願望は強まっていく．摂食障害の問題はそうした社会文化的な背景を抜きに考えることはで

きない.

b. 心理的要因

　前述した社会文化的要因の中で成長するにもかかわらず，痩身志向とバランスをとりながら成長していくことと，痩身志向にとらわれ苦しみながら AN や BN の症状を抱え成長していくこととは何が違うのだろうか.

　ICD-10 で示されている摂食障害の AN と BN の共通性，すなわち「自己評価に対する体重や体形の過剰な影響」について考えてみよう. そこには，自己評価の低さ，たとえば，「自分は太っているから他者から認められない」「他者に認められるためには，痩せなくてはならないのに，痩せられないダメな自分には価値がない」といった自己認知の偏りが存在する.

　ボディ・イメージの歪みも指摘されている. 自分の身体についてのイメージが体型・体重を中心に客観的な視点からずれ，主観的に強いこだわりをもつことによって，痩せるための行動をとることにつながっている.

　また，大谷は，摂食障害はストレス関連疾患であり，AN の心理的要因として不安（食前の不安亢進と周囲からどのようにみられているかという不安）を挙げ，また BN の心理的因子として過食欲求に対して否定的な感情，孤独感，怒り，敵意は促進的に，肯定的な感情が抑制的に働くと述べている[5]. さらにさまざまなライフイベントの影響が摂食障害のリスクになりうるが，虐待（性的虐待を含む），喪失体験など，家族に関連する事柄をはじめとした因子が，発症や経過に密接に関与していると述べている[5].

c. 生物学的要因

　近年の遺伝子解析研究の発展により，摂食障害，特に AN は，精神症状についての遺伝的要因だけでなく，代謝調節異常に関連する遺伝子も関与しているとの説が提示されている[6]. 今後もこうした遺伝子レベルの研究は発展していくと考えられるが，河合らは，AN について代謝面と精神医学面の両方からの治療を推奨している. 生物学的要因を無視することはできないが，同時に，遺伝子型とは独立して，環境要因が AN のリスクを高めていることも明らかにされている[6]からである.

4.4　摂食障害の治療における医療的支援と心理臨床的支援の連携

　ほとんどの摂食障害のケースは，治療・相談機関に本人が進んで受診，来談することはまれで，心配した家族に連れられて来る．そこには，自己の状態の否認と，人への不信がみられることが多い．人との安全で安心できる関係づくりが何よりも重要である．

　しかし，AN本人の中には，身体状態が著しく悪かったり（極度の脱水・不整脈など），体重に著しい低下（BMI 17.5以下）がみられるなどの場合があり，入院治療が必要となる．また，BNの当事者の中には，自傷行為や強い希死念慮がみられることもあり，命にかかわる状況と判断された場合，入院治療を必要とする[7]．

　入院治療では，身体状態の改善と管理が最初の目標となり，身体面がある程度安定してからその後の治療計画が立てられる．治療計画では，薬物療法や栄養療法などとともに，心理療法によるアプローチが重要であるといえる．医師，看護師，栄養士，心理士などの協力体制の形成が求められる．

　また，退院後も，外来での医師のかかわりは継続し，心理士によるカウンセリングが開始されても医師との連携は欠かせない．

4.5　アディクションとしての摂食障害

　摂食障害は，食べ吐きすることや食べずに痩せるという行為にはまっている状態であり，アディクションのひとつの形と捉えることができる．何かうまくいかないといった感覚から，食行動をとることでホッとする体験を重ねるうちに，食行動自体が目的化し，固執していく．しかし，他の物質依存（アルコール依存や薬物依存）で問題にされる，やめる/やめないという二者択一的な視点は摂食障害には馴染まない．なぜなら，食べるということは人が生きていくことの基盤であり，やめることはできない行動だからである．摂食障害では原因の追究ではなく，食行動にはまるしかないクライエントの現在の生きづらさに焦点を当てなくてはならない．そして生活状況にどのような悪循環や関係不全が成立しているかに気づき，そうした状況から抜け出すにはどのような認知

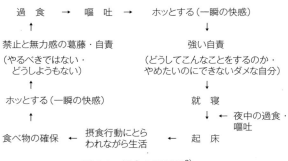

図 4.1　摂食の悪循環[8]

　の変容や生活の工夫が必要かを考えていくことが主眼となる．先に述べた摂食の問題の「根っこにある課題」は，摂食行動にアディクトする中で覆い隠され，日常生活の「生きづらさ」として，図 4.1 のような悪循環を生み，当事者たちは苦しむことになる．そのプロセスで，クライエントは，いま，ここでの（here and now）生きづらさの中で，変えることができる課題に気づき，改善していき，さらに生きづらいと感じている状況を越えていくことが重要となる．

　過食嘔吐の悪循環をみていこう．

　常に食べること・吐くことが頭から離れず，摂食行動に囚われて生活している人は，図 4.1 のような悪循環にはまり，もがいているといえる．

　朝，起きるとすぐ今日の摂食行動が気になり始め，仕事や学習を進めながらも，常に食べることに囚われて 1 日を過ごす．そして帰り道，今晩食べる食料を多量に買ったり，帰宅途中に手に入れた食物を隠れて食べたりする．食べ物を手に入れることができた，あるいは，それを自由に食べたという，その一瞬は「ホッとする」瞬間である．そして夕食後，また過食欲求が高まる．「過食すべきではない，でもどうしようもない」といった葛藤の中で，自責の念，無力感に襲われ，そうした状況から逃れようと過食に走る．そして過食を排するために，食べたものを吐くという行為に入る．そして「ホッとする」一瞬が訪れる．しかし，すぐに強い自責感に襲われる．就寝しても落ち着かず，深夜に起きてさらに過食・嘔吐を繰り返す人もいる．苦しい毎日である．

　こうしたサイクルから抜け出すには 1 人で抱え込まないことが重要であり，

自助グループやグループカウンセリングなど，人との関係性に支えられること
が大事である．もちろん個別カウンセリングも重要であり，クライエントと一
緒に歩んでいく心理臨床的援助の果たす役割は大きい．

　ここまでは，摂食の問題に困難を感じている本人自身について考えてきた．
しかし，本人だけを治療対象とし，家族は問題の外側に置くだけという治療観
では，摂食障害というアディクション問題の回復への道は困難である．本人だ
けでなく，家族も困っているのであり，援助の対象である．教育プログラムな
どによって問題の本質を学習したり，本人・家族それぞれが自助グループやグ
ループカウンセリングに参加し，家族の中の関係性，すなわち家族内でのパ
ワーゲームの存在に気づき，変容の努力を重ねていくというプロセスが重要で
ある．

4.6　摂食障害への心理臨床的アプローチ

　摂食障害への心理臨床的支援の主なものには以下の4つの立場がある．

a.　認知行動療法（cognitive-behavioral therapy：CBT）の立場

　摂食障害を発症する人は，低い自己評価から体形や体重に関して歪んだ認知
をもち，肥満への恐怖や極端な痩せ願望の結果，AN や極端な食事制限の反動
として BN に至るといった「認知行動モデル」に基づいて治療を展開していく
立場である．そのために，自分の食行動を観察するための日誌（食生活日誌）
をつけたり，食行動に対するコントロールを再獲得するための行動戦略を治療
者とともに立てたりして，実施状況を治療者に報告しながら回復を目指す．

　治療構造には3段階があり，第1段階は，過食や嘔吐などの摂食行動の正常
化を目標とし，第2段階では，体形や体重に関する歪んだ信念や認知の変容を
目指す．第3段階には，獲得した変化を持続・強化することが目指される．こ
うしたプロセスにおいて，特に重要なのが，治療者とクライエントの信頼関係
の構築とクライエントの障害への直面化（confrontation）である．治療者は食
生活日誌を書きつづけたり，行動戦略に沿って努力するクライエントを肯定
し，行動の変化をコンプリメント（compliment）し，ともに歩んでいく，そ

うした姿勢が，クライエントの変容への動機づけとして機能することはいうまでもない．

　また，「摂食障害に対する認知行動療法」（enhanced cognitive behavior therapy：CBT-E）[9] が摂食障害の特徴とそれらを継続させる仕組みに対処するために 2008 年にフェアバーン（C. G. Fairburn）によって考案された．CBT-E では AN と BN の病態を区別しないで，病状を持続させている精神病理の共通点「体型や体重へのこだわりとそれらのコントロール」に焦点を当てる[9]．この療法では，摂食障害の本人が体型や体重をコントロールすることで一時的に安心感を得ていることを重視し，治療者はそれを尊重し，援助する姿勢を基本とする．

　治療は低体重ではない患者（BMI 17.5 以上）には 20 週間 20 セッション，低体重の患者（BMI 15 以上 17.5 以下）には 40 週 40 セッションを行う．各セッションは 50 分で，

　　(1) セッションでの体重測定（5 分）
　　(2) 記録と宿題の吟味（10〜15 分）
　　(3) 課題（アジェンダ）の設定（3 分）
　　(4) 課題について話し合う　＊治療への意欲（動機）　＊フォーミュレーションとその意味　＊体重確認とその意味　＊その他（20〜25 分）
　　(5) 宿題の確認とセッションのまとめ，次回の予約（3 分）

という流れをもつ．

　認知行動療法の立場から集団療法も展開されている．一例として松坂・富家らは，摂食の問題を抱えているクライエントに対し，主張性の改善（主張訓練）に焦点を当てたグループ CBT を実施し，グループ CBT が不安の軽減を介して摂食障害の病態に好影響を及ぼしたことを報告している[10]．

b.　対人関係療法（interpersonal psychotherapy）の立場[11]

　米国の精神科医クラーマン（G. L. Klerman）らは，うつ病に効果的な治療法を体系立てるためにデータを分析・整理していった結果，病気の直前に起こった対人関係の問題を背景にして発症する人が多いこと，発症後，身近な対人関係に歪みが生じることを明らかにした．そして，症状と親や配偶者，恋人

など「現在の大切な他者との関係」に焦点を当てる治療という考え方を生み出していった.

摂食障害に対する対人関係療法は,3期に分かれており,1期は摂食障害を発症して「維持」している対人関係の問題を扱っていく.2期は現在問題となっている対人関係の歪みに直面し,これを良好な対人関係に変えていく.3期は良好な対人関係の維持と対人関係の問題への対処法を考えるセッションとなっている.

治療上の原則として

(1) 痩せたい気持ちや過食嘔吐そのものについてはあまりじっくりと話し込まない

(2) 自分の周りの人たちと自分との関係をよく考えてみる

(3) 積極的に治療に参加する

の3点が挙げられている.また,中心となる4つの問題領域を定めている.それは,「対人関係上の役割をめぐる不和」「役割の変化」「悲哀」「対人関係の欠如」であり,特に前の2つの領域が多く扱われるといえる.

対人関係上の役割をめぐる不和とは,次のことを指す.身近な対人関係において,それぞれは相手に対して何らかの役割を期待している.ところが「相手に期待していること」と,「相手が期待されていると思っていること」の間にずれが生じており,それが症状を現すほどの問題になっていることである.治療の中で役割期待のずれに気づき,コミュニケーションの改善を図ることを通して回復していこうとする.

対人関係療法は期間限定の治療であり,最初に決めた回数(20回以内)で治療を終了することを基本としている.また,グループ対人関係療法も,毎週1回90分を20回,人数は7〜9名で実施されている.

c. ハームリダクション (harm reduction) アプローチ

ハームリダクションアプローチ[12]は,特に薬物依存症の治療実践から生まれてきた「やめさせようとしない依存症治療」である.これまでの物質依存(薬物依存やアルコール依存)のやめる/やめないという二者択一(ゼロ・トレランス)の治療観に対して,やめる/やめないではなく,害を減らすことを目

的としている.

　松本は「ハームリダクションとは,問題を抱える人を孤立させずに,『その問題について話し合える関係性』を維持しながら,少しでも健康被害や危険の少ない解決策を探っていく方法論」であると述べている[12].ハームリダクションの考え方は,薬物依存やアルコール依存など物質依存だけでなく,行為プロセスへの依存,人間関係への依存に広がりつつある.摂食障害の支援に関して,やめるかやめないかを問わずに本人の抱える生きづらさを支えてきたNABAなど自助グループの理念との共通性をみることができる.

　摂食障害は「人に癒されず生きにくさを抱えた人の孤独な自己治療」であるため,「やめさせようとしない治療」であるハームリダクションアプローチが生かされるといえる.症状は厳しい状況の中で生き抜いていくために,自分を助ける必要な行為であったと考える.症状をなくすのではなく,その人の困っていることを支援していくという考え方をもって,摂食障害を抱えた人々にかかわっていくことがハームリダクションの考え方の実践になっていく.

d.　アディクションアプローチ

　アディクションアプローチ[14]とは,長年臨床心理士としてアディクション問題を支援してきた信田が,その経験から新たな視点を投げかけたアプローチである.a.項からc.項の治療法は,専門家(医師・心理士など)が,家族に愛情と理解を求めながらも,基本的に摂食障害者本人を対象に治療を進めていく立場といえる.だが,アディクションアプローチでは,「ファーストクライエントとしての家族」として家族の存在を大きく捉える.なぜなら,摂食障害者本人は,なかなか来談動機をもたず,本人に直接かかわり,困っている家族からの相談から始まることが多い.困っている家族も当事者として援助の対象とするのである.そして「共依存」「イネーブリング」「底つき」「自助グループ」「本人・家族の区別の無効性」「教育プログラム」「関係への注目」などのコンセプトからアディクションの問題に接近していく(1章参照).

　アディクションアプローチは,アディクションから生じる諸問題をターゲットとするので,そこで使用される技法は,さまざまな立場の技法を援用しているといえる.ここでは摂食障害に焦点化しながら述べていく.

(1) 教育プログラム

　教育プログラムは，「既成の認知の枠組みを崩すところから始まる．……従来のことばによって構成された物語に新たなことばを与え，それによって構成されるアディクションの物語へと変換されなくてはならない」[13]．教育プログラムの中では，家族の新たな役割の取り方の重要性を強調し，また，今後の見通しを大まかに伝え，回復への希望を与える．

　摂食障害の場合，特に家族への教育プログラムが重要である．家族，特に母親は本人を心配するあまりであろうが，食事の様子を見張ったり，食事を強く管理したりすることもあれば，本人が食べたいときに食べられるように冷蔵庫の中に本人の好きな食べ物を用意したりする．そうした行動が，本人の摂食行動をイネーブルしていることに気づかずにいる．教育プログラムは，イネーブリングや共依存の概念を学び，家族としての自分の日常的なかかわりを振り返ることで課題に気づき，新たなかかわり方を探索していくために必要な活動といえる．

(2) 支援の過程
■行動修正期

　本人が摂食障害の苦しさをなんとかしたいとカウンセリングの場にやってきたこと，クライエントになろうとすることは素晴らしい変化である．そして苦しさをカウンセラーという他者に話せたことも素晴らしい．来談当初，クライエントは，自分の症状をダメなものとして語り，やめなくてはならないのに，やめられない自分を否定的に語る．「症状はあなたにとって生き抜くために必要なスキルだ」と伝えても，頷きはしない．カウンセラーはクライエントが語る症状のきつさはしっかり受け止めると同時に，症状を必要とするクライエントの生活に徐々に焦点を当てていく．それは，症状を生活の中で変えることができることを探していくプロセスである．小さな変化を大事に重ねていく．たとえば，「今までのおにぎりや甘いパンの過食を，海藻サラダの過食に変えた」という発言も，「いろいろ工夫しているね」と肯定する．変化しようという過程に入ってきたクライエントの勇気を支え続けるために，肯定性を基盤とした人のかかわりが大切である．

　行動修正期においては，自分の症状に固執し，食べ吐きなどの行動をやめよ

うとしても果たせず，失敗した自分を責めるサイクルにはまっているクライエントが多い．やめようとした行動自体を肯定し，支えていく段階で，「症状を外在化する」技法[14]が筆者の体験として有効であった．

　具体的に述べよう．症状を擬人化してみる．食べ吐きを命令する存在を仮定し，「モンスター」（もちろん名前は何でもよい）と称する．そしてモンスターと自分との関係を絵に描いてみる．すると初期においては，周囲に真っ黒な霧のようなものが漂い自分を取り巻いている，あるいは自分の何倍もの大きな真っ黒な存在が自分の背後から襲ってくるといった絵が描かれる．そうした存在がカウンセリングの進行に伴って徐々に変化してくる．自分の前にモンスターが入れないように壁を作るが，その隙間からモンスターがじわじわとしみだしてくるといった絵に変わったケースもあった．

　発言にも変化がみられる．

　　クライエント（以降 Cl.）：「職場から出たら，モンスターが待っていて，食
　　　　　　　　　　　　　　べ吐きを誘ってきた.」

　　カウンセラー（以降 Co.）：「それは困ったねえ．それでどうしたの？」

　　Cl.：「まあ今日はしょうがないかと思って……コンビニに行った.」

といったやり取りがされる．そこには食べ吐きをする自分を受容していく芽がうかがえる．

　徐々に変化してきた絵のひとつでは，その後ポケットから顔を出している小さなモンスターに変わっていった．そして「モンスターはいるけど，私が必要なときに出てくる」と述べ，そこにはモンスターに支配されるのではなく，主体的に自分の行動を選ぶ姿勢がみられるように変化した．

■関係洞察期

　支援のかかわりは関係洞察期に入っていく．この段階の大きな課題は「みつめる」ということである．何をみつめるのか．摂食の症状を抱える必要のあった自分は，どういった関係の中で生き苦しさを感じてきたのかをみつめる．自分が生活の中で感じていた不全感，たとえば，無力感だったり，孤立感，空虚感などが，食べ吐きをすることで，一瞬の満たされ感や達成感を得ることになったと気づいたり，自分の対人関係のパターンはどんな特徴をもっているのか，どんな日常生活上の習慣が摂食行動につながっているのかを考えたりし

て，自分の関係の仕方をみつめ，そこに変容のきっかけを見出していく．

そうした作業は，「意志の弱い私が摂食障害という問題を起こし，それによって周囲にも迷惑をかけ，やめようとしてもやめられなかったダメな私」といった認知の下，自分を責め，頑張っては挫折し，さらに自分を否定するという悪循環の中で苦しんできた本人が，これまでの関係の中で生き抜くために，食べ吐きという行動を必要としてきたという考え方を見出していく．こうした作業がこの段階といえよう．

事例を通して具体的にみていこう．

26歳の女性．食べ吐きに苦しんでいた．数年にわたる彼女とのカウンセリングの転機になった状況について述べていく．

1期：摂食障害の症状にとらわれ，他者にその苦しさを語り，受け止められる時期．

カウンセリングが始まった頃，情緒的な落ち込みがひどく，自分の症状の苦しさ，自分の無力さについて訥々と語っていた．カウンセラーとの関係においてそれらが受け止められ，さまざまな困難について語りながら情緒的に安定し始めていった．

2期：帰省を機に，過去の母親との関係の苦しさを繰り返し語る時期．

18歳の上京以来，実家に一度も帰らなかったが，久しぶりに実家に帰ってみた後に，母親との関係の苦しさを繰り返し語り始めた．

彼女には3歳上の姉がいたが，姉は小さい頃からさまざまな問題があり，母親は姉の行動に振り回されていた．彼女は，面倒をかけない良い子として頑張っていたが，高校生の頃から摂食の問題（拒食から過食へ，過食嘔吐へ）を一人で抱え込んでいた．母親に心配をかけてはいけないと隠し続け，大学進学を機に実家を離れた．一人暮らしを始めたが，過食嘔吐は激しくなり，何とか大学は卒業したものの就職はできず，落ち込みが激しくなって来談した．彼女は「私は母親に愛されていない」「母親は私に関心をもってくれなかった」「いつもお姉ちゃんのことばかり私に話した」と繰り返し語った．

3期：心理劇を通して母親との関係に洞察を得た時期．

カウンセリングでは母親との関係での傷つきから離れがたい状況が続いていたことから，カウンセラーから心理劇を提案した．彼女に母親と彼女が2人で

いる場面設定を任せた．彼女は，母親が彼女に背を向けて座っていて，彼女は母親の背中から 1 m ほど離れた位置に立った場面を設定した．

Co.　（カウンセラー）：「そこからお母さんに言いたいことを何でも言ってごらんなさい．」

Cl.　（クライエント）：はじめのうちは戸惑って，黙っていたが，「お母さん，なんで私を見てくれないの？」とポツンと言った．

Co.：「もっと大きな声で言いましょう．」

Cl.：「お母さん，なんで私を見てくれないの？」

Co.：「もっと大きな声で……」と繰り返し，Cl. は，徐々に声を大きくした．

Co. は役割交換をして，彼女を母親の席に，Co. が彼女の位置に立ち彼女の言葉「お母さん，なんで私を見てくれないの？」と叫ぶ．その後，何度か役割交換をするうちに Cl. の言葉が変化していった．

Cl.：「どうしてお姉ちゃんのことばかり心配するの？」「私はどうなってもいいの？」と強い言葉で母親役に訴え続けた．

再度役割交換をして，Co. が彼女と同じ言葉を母親のポジションにいる彼女に向けて発したとき，母親役の彼女は「だって……」と小さな声で何か話した．その後，何度か役割交換をした後，彼女は涙を流しながら「もういいです」と言って心理劇は終わった．そして「お母さんが小さくなった」と一言発言した．

4 期：新しい生活を志向していく時期．

心理劇後のカウンセリングでは，母親への不満や攻撃性は影を潜め，摂食の問題は継続してあったもののカウンセリングの前面にはほとんど出ることがなくなった．しばらくして自分の興味のあった領域の専門学校に入学した．友人も少しずつでき，その人間関係に悩みつつも新しい生活を築いていった．次の関係獲得期に入っていったといえる．

「母親に愛されず，我慢ばかりして良い子を演じ続け，過食嘔吐に苦しかった私なのに，誰も，特にお母さんはまったくわかってくれない．食べ吐きをする私は誰にも認められないダメな私だ」という捉え方が，「私は母親との関係に苦しさを抱えていたが，それはそれ．私の人生は私のものだから，自分らしく生きていこう」という捉え方に変わってきたといってもいいのではないだろうか．

■関係獲得期

　「この時期は物語の基盤に立って，どうなりたいか，どのように変わっていきたいかという未来や先のことに重点を置く時期である.」[13] この時期に摂食の問題はまったくなくなるかというとそうでもない. だが，楽に生きていく，そのためときには過食をする自分も受け入れよう，という柔軟な捉え方ができ，現在の人間関係に課題を成立させて取り組んでいく段階である.

　この時期，グループに参加することの意味は大きい. グループカウンセリングの形態としては，マルティプルカウンセリングの形を筆者はとっている. 多面相談法とマルティプルカウンセリングの違いについて松村は,「多面相談法，あるいは多者面談法. グループカウンセリングでは，グループの一員としての来談者及びそのグループの活動が発展するようにカウンセリングが行われるところに特色があり，マルティプルカウンセリングでは，グループにおいてひとりひとりの来談者との活動が交互に展開される. 前者では来談者たちが，場所と時間を主として共有し，後者ではそれぞれを主として分有する.」[15] と述べている（図 4.2）. つまり，メンバーとカウンセラーの 1 対 1 の関係を集団状況で重ねて展開する運営の形である. この運営形態はメンバー間の言語的相互関係が排除されていることで，メンバーにとっては自己への他者の侵入から守られ，カウンセラーとの安全な関係が強められていく. 他者からの発言を評価的・否定的・介入的に捉え，自己否定することのあるメンバーにとっては，カウンセラーとの安全な関係を確保しながら「語る」ことができる体験となる. 同時にその体験は，他者の存在する状況で他者に脅かされることなく語ることのできる自分の発見でもある.

　また同時にこの形態は，観客的な役割をとっている他のメンバーにとって「聴く」体験を用意している. 他のメンバーとカウンセラーのやり取りを聴きながら，自己を振り返ったり他者に共感する体験が得られたりする. また摂食の問題に悩むのが自分だけでないことを知り，孤立感から解放され励まされる.

　具体的には，以下のように進んでいく.

(1) 先回以降の生活の中での出来事，やってみたこと，気づいたこと，感じたことなどそれぞれの語りたいことをひとりひとり順番に語る.

(2) カウンセラーは，まずメンバーの 1 人に焦点化し，発言の中の良かった

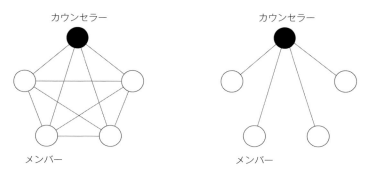

図 4.2　グループカウンセリング（左）とマルティプルカウンセリング（右）

ことを指摘し，その後，語られた内容について 1 対 1 で話し合う．

(3) 次に隣に座るメンバーに移り，同様の活動を展開する．同様に全員との短いカウンセリングを展開する．

(4) そうした活動を約 1 時間半展開し，最後にひとりひとりが今日のセッションの中で感じたり気づいたりしたことを話し，終了する．カウンセラーはその日のまとめと感想を話す．

この形態は，オープン＆クローズドを特徴とする．誰でも自由に参加できるわけではなく，参加に関しては個別担当のカウンセラーとよく話し合い，テスト参加を経て参加できる．以前からのメンバーにとって，新しいメンバーの話を聞いて，「かつての自分もそうだった」と自分の変化を捉えるチャンスともなり，また新しく参加したメンバーにとっては「先行く人」の話から気づくことも多い．

4.7　おわりに

摂食の問題に悩むクライエントと出会い，深い生きづらさの課題をともに考えていくプロセスは，カウンセラーにとってたやすいことではない．しかし，クライエントのもっている力を信じて一緒に歩んでいくしかないとも思う．そして実際に多くのクライエントが自分らしい生活を築き，もちろんその時々にさまざまに悩みながらも，生き生きと生活を新しくしていく姿を目にしたと

き，良かったと心の底から思う．そしてひとりひとりのクライエントから多くを学ばせていただいていることを深く感謝している．　　　　　　〔春原由紀〕

▶文献

1) 鶴田桃エ（2020）．摂食障害を生きて　信田さよ子（編）　女性の生きづらさ―その痛みを語る―（pp.56-63）　日本評論社

2) World Health Organization (1992). *The ICD-10: Classification of Mental and Behavioural Disorders: Clinical description and diagnostic guidelines.* Geneva, Switzerland: World Health Organization. （World Health Organization　融　道男・中根允文・小宮山　実・岡崎祐士・大久保喜朗（監訳）（2005）．ICD-10 精神および行動の障害―臨床記述と診断ガイドライン新訂版―　医学書院）

3) American Psychiatric Association (2013). *Diagnostic and statistical manual of mental disorders* (5th ed.). Washington, DC: American Psychiatric Association. （米国精神医学会　髙橋三郎・大野　裕（監訳）（2014）．DSM-5 ―精神疾患の診断・統計マニュアル―医学書院）

4) 山田　恒（2020）．「やせたらうれしい？」―やせ礼賛文化はいつ始まり，誰が広めて，どう影響しているのか　こころの科学, *209*, 31-37.

5) 大谷　真（2017）．摂食障害と心理社会的因子　心身医学, *57*(8), 812-816.

6) 河合啓介・藤本晃嗣・杉山真也（2020）．代謝調節異常・精神疾患として摂食障害を考える―最新の遺伝子解析研究から―　こころの科学, *209*, 38-41.

7) 加藤　温（2006）．身体管理と入院治療　上島国利（監修）市橋秀夫（編）　精神科臨床ニューアプローチ 5　パーソナリティ障害・摂食障害（pp.143-148）メジカルビュー

8) 春原由紀（2016）．摂食障害　重野　純・高橋　晃・安藤清志（監修）　キーワード心理学シリーズ 6　臨床（pp.82-85）新曜社

9) 安藤哲也・河合啓介・須藤信行ほか（2018）．摂食障害に対する認知行動療法―CBT-E 簡易マニュアル―　国立精神・神経医療研究センター　Retrieved from https://www.ncnp.go.jp/nimh/shinshin/edcenter/pdf/cbt_manual.pdf（2021 年 1 月 15 日）

10) 松坂香奈枝・冨家直明・内海　厚ほか（2004）．摂食障害に対する集団認知行動療法の効果―主張訓練を中心とした新しい治療法―　心身医学, *44*(10), 763-772.

11) 水島広子（2007）．拒食症・過食症を対人関係療法で治す　紀伊国屋書店

12) 松本俊彦・古藤吾郎・上岡陽江（編著）（2017）．ハームリダクションとは何か―薬物問題に対する，あるひとつの社会的選択―　中外医学社

13) 信田さよ子（1999）．アディクションアプローチ―もうひとつの家族援助論―　医学書院

14) 春原由紀（2003）．摂食障害を課題とするグループカウンセリング（2）―描画による問題行動の外在化について―　日本心理臨床学会第 22 回大会

15) 松村康平（1967）．マルティプルカウンセリング　松村康平・浅見千鶴子（編）　児童学事典（p.312）　光生館

5

家族へのアプローチ

アディクション問題を抱える家族の実像

a. 家族が経験する日常生活上の困難

　家族の日常生活は多くの困難に満ちている．アディクション問題をもつ当事者（以下，本人と記す）の中には，依存症の進行とともに生活態度が乱れ，衝動的，暴力的になる者が少なくない．薬物依存症の場合は，妄想や幻覚などの精神症状が出現することもあり，その変化を目の当たりにする家族の恐怖や不安は計り知れないものである．また，社会的にみると，本人が窃盗や傷害などの事件や対人トラブルを起こすことが多くなるため，家族は日々その対応に追われることになる．

　実際に多くの家族が経験しているさまざまな生活上の困難を図5.1に示す．主に薬物依存症の本人の回復を支援している依存症回復支援施設ダルクの家族

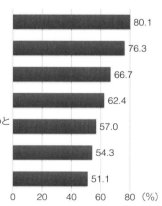

図5.1　家族が経験するさまざまな生活上の困難（文献[1]より改変）

会参加者を対象とした調査の結果によると[1]，約8割の家族が，薬物使用のための道具や薬物使用の現場を目撃したり，本人が妄想・幻覚のため暴れたり，大声を出したり，奇妙な言動をしたりするというショッキングな体験をしている．また，本人の借金のために繰り返し取り立てにあったり（66.7%），本人からの金銭の要求を断ったり薬物をやめさせようと注意すると，本人が暴言・暴力をふるったりする（57.0%）という経験をしている者の割合も高い．依存症の影響を受け変化していく本人を絶望と無力の気持ちで眺めながら，ときには激しい暴言や暴力の被害を受けながら，それでもなんとかこれ以上深刻な事態に陥らないようにと必死の思いで目の前にある問題の解決に追われる日々，これが多くの家族にとっての現実である．

b. 家族の心身の健康

依存症は家族の心身の健康，とりわけ精神的な健康に大きな影響をもたらす．精神保健福祉センターや医療機関で支援を受ける薬物またはアルコール問題を抱える家族を対象とした調査において，健康関連 QOL を測定する SF-8 日本語版を指標に対象者の心身の健康状態を評価した結果，精神的サマリースコア（精神的側面の QOL）の平均値は40.7点（標準偏差8.0）であり，同年代の国民標準値49.4点（標準偏差6.8）と比較して精神的側面の QOL が低いことが示されている[2]．

ダルクの家族会に参加した家族を対象としたインタビュー調査[3]でも，家族の体重が極端に減少したり，心療内科を受診したりという発言がみられている．その他にも，薬物問題のことで周囲に対して後ろめたさを感じたり，周囲の人々から冷たい視線を浴びたりする経験が報告されており，心身の健康が悪化した状態の家族が社会の中で孤立していく姿をうかがい知ることができる．

どんな人も依存症になる可能性があるのと同様に，依存症の家族は決して特別な人たちではない．支援者が家族と出会うとき，「抑圧された怒りや被害感」「低い自己効力感」「ネガティブな将来展望」を感じることが度々あるかもしれない．そうすると，これらがアディクション問題を抱えた家族に共通してみられる特性なのではないかと考えたくなるが，実際には，依存症を含む克服困難な諸問題を長期にわたり抱え続けてきた結果であったり，依存症に対する根深

い差別や偏見が残る社会の中で孤立し肩身の狭い思いを余儀なくされてきた結果であったりすることが多い．だからこそ，支援者には，家族がこれまでに経験してきた多くの困難に対する想像力や理解と，それを乗り越えてここまで来たことに対する敬意と，本来その人がもつ力をもう一度取り戻すことを遠くに見据えて支援を展開する力が求められる．

5.2　アディクション家族アプローチの変遷

a.　共依存とアダルト・チルドレン

　世界的にみて，依存症の支援者たちが家族に対して注目を寄せるようになったのは，アルコール依存症臨床の現場がそのはじまりである．支援者たちは，深刻な飲酒の問題を抱えているにもかかわらず，その問題の大きさを否認し，ちっとも回復しようとしない（ようにみえる）本人に寄り添うパートナーの存在に気づくようになった[4]．そして，どんなときも忍耐強く本人を支え，甲斐甲斐しく世話をやく一見健気な彼女たちに共通してみられる心性として，低い自尊感情，あいまいな他者との境界線，他者に対する潜在的なコントロール欲求などを見出した[4]．また，そのコントロール欲求を満たすために，無意識のうちにアルコール依存症者のような多問題の異性をパートナーとして選んでいると考えた[4]．このような精神病理はやがて「共依存」という概念によって説明が試みられ，家族は，無意識に依存症者と不健康な同盟関係を結び，依存症の維持進行に力を貸す役割を果たすネガティブな存在，共依存症者として捉えられるようになった．「共依存」の概念は，1970年代頃から依存症の専門家たちに大きな関心をもって受け入れられるようになり，1980年代には多くの関連書籍が出版されて，徐々に洗練され定着していった．その時代の家族支援の現場において，家族は，依存症者本人の回復に手を貸す前に，まず，自らが「共依存」からの回復に力を注ぐべきであると考えられたのである．

　同時期に出現した，互いに関連するもうひとつの重要な概念が「アダルト・チルドレン」である．「アダルト・チルドレン」は，アルコール依存症者がいる家庭で幼少期を過ごすことにより，成長した後まで持続する独特の生きづらさを抱えるようになった人のことを指すが，次第にその意味が広がり，現在

は，アルコール依存症の存在も含めた機能不全家族で育ち成長した子ども全般に用いられている．子ども時代を子どもらしく過ごすことが許されなかった「アダルト・チルドレン」が抱える生きづらさの根底には，低い自己評価，見捨てられ不安，親密性の障害，抑圧された感情，楽しみの欠如，空虚感などがあり，それが他者と自由で親密な関係を築くことの困難や，豊かな色彩を欠く孤独に満ちた人生観といった生きづらさにつながると考えられている．

依存症の現場において，「共依存」は家族を語る際のキーワードであったのに対し，「アダルト・チルドレン」は依存症者本人を語る言葉として用いられることが多かったが，この両者のつながりを助けてくれるひとつが「アイスバーグモデル」である．ウィットフィールド（C. L. Whitfield）は，氷山に例えたモデルを用いて「共依存」の形成過程を説明しようと試みたが[5]，それによると，機能不全家族で育った子どもの心は傷つき，自分らしさを喪失してし

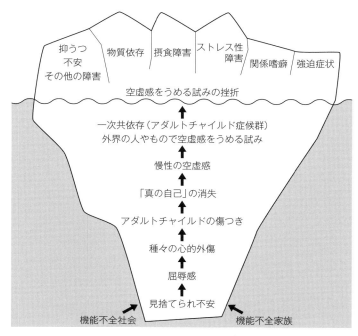

図 5.2 アイスバーグモデル（文献[5,6]をもとに作成）

まった結果，慢性的な空虚感に苛まれるようになるという．これは「アダルト・チルドレン」の生きづらさの源になる心性であるが，モデルにおいて，その形成過程は海面下に隠れて見えない氷山の部分に描かれている．そして，その空虚感を満たそうとするさまざまな試みが挫折した結果として，抑うつ症状，摂食障害などとともに，依存症や共依存が出現するとして，モデルでは海面上に姿を見せる氷山の一角として描かれているのである．このモデルに基づくと，家族も本人も，「アダルト・チルドレン」の幼少期に形成される特徴的な心性を有しており，それを家族は共依存として，本人は依存症として，それぞれ異なる表現型で顕在化させているとみることができるとの指摘もある[6]．

　「共依存」の概念は，関連書籍の邦訳などを通じてわが国にも紹介され[7]，家族支援の現場にしっかりと根をおろすようになったが，改めて振り返ってみると，多様な家族に対して一律に「共依存」の概念を当てはめることの妥当性を科学的に検証した研究はきわめて数が少なく，また，「共依存」という概念も結局のところ厳密に定義されないまま今日に至っているということに気づく．しかしその一方で，「共依存」や「アダルト・チルドレン」という概念との出会いが，その後のダイナミックな回復や成長の契機となる家族は少なくないという実感もある．

b.　アディクション家族に対する近年のアプローチ

　欧米における変化は1990年頃に起き始めた．既存のアプローチに満足しない家族が多数存在することに気づき始めた専門家たちが，これまでとは異なる新しいさまざまなアプローチによる介入を試み始めたのである．これまでのところ，依存症領域における家族介入のなかで最もよく有効性が検証されているのはBCT/BFT（behavioral couple or family therapy）とCRAFT（community reinforcement and family training）であろう．さまざまな家族アプローチの効果をメタアナリシスにより比較した最近のレビュー論文によると，BCT/BFTは，本人の物質使用や，家族と本人との関係改善において，また，CRAFTは，特に未治療の本人を治療に導入する点において，高い効果があるとされている[8]．

　BCT/BFTは，社会的学習モデルに基づく介入方法であり，介入の目標は，

本人の物質使用を止め（または減らし），家族と本人との間の関係性をより健康的な方向に変化させることである[9]．対立，言い争い，暴力，性的欲求不満など，物質使用の問題は家族関係に多大な悪影響をもたらすことがよく知られている[10]．また，家族関係の悪化によるストレスは，本人の物質使用や依存症の再発と密接につながっているので，家族がコミュニケーションや問題解決のスキルを学習し実践力を向上させることが，先述した2つの目標達成に役立つのである．

BCT/BFT はいくつかのフェーズに分かれているが，最初の導入段階において支援者とクライエントが協働して行うのは，このアプローチを用いることの適性を評価したり，目標設定を行ったりすることである．次の実行段階では，本人の物質使用問題に取り組んだり，家族間の関係性をより健康なものに変えていくことを支援したりする．物質使用問題に取り組むための具体的な方法には，本人が回復への意欲を積極的に言語化したり，自助グループへの参加など物質使用を止めたり減らしたりすることにつながる行動を増やしたりすることや，家族が本人の努力に対してポジティブなフィードバックを積極的に行うことなどが含まれる．また，家族関係を変化させるための具体的な方法としては，望ましい行動に対する正の強化，アイ・メッセージ（「私（英語のⅠ）」を主語にして，自分の気持ちや考えを伝えるコミュニケーション方法）の使用などコミュニケーション・スキルの改善などが用いられる．

一方，CRAFT[11]の到達目標は，本人の治療意欲を高めること，本人の物質使用を減らすこと，家族の生活の質を高めることの3点で，アプローチの全体は8つの要素で構成される．

どの要素から取り組むかはクライエントである家族の希望が反映されるので必ずしも順番通りに進むわけではないが，8つの要素のひとつ目は，家族自身の動機を高めるところから始まる．2つ目は，本人の物質使用について詳細に分析することである．家族は，援助者の助けを受けながら生活を振り返り，本人がどのようなときにアルコールや薬物を使うのか，その結果として，本人にどのような良いことや悪いことが起きているのかを細かく書き出して表を完成させる．また，その表を活用して，本人の物質使用を減らすことにつながる言動をどのように強化していくか計画を立てるのである．3つ目は暴力を回避し

て家族の安全性を高めることである．2つ目と同様の方法で，暴力に関する分析表を作成し，その予防と回避の計画を立てる．4つ目はコミュニケーション・スキルの改善である．支援者は，本人と上手にかかわるための具体的な方法を教えるだけでなく，積極的にロールプレイングを活用しながら実践力を高めていく．5つ目は，家族が本人の望ましい行動を強化するための具体的な方法を学ぶセクションである．家族は支援者とともに，何が本人にとって報酬となり得るか探し出し，本人が望ましい行動をとった後にすかさずその報酬を与えることを繰り返す．これが望ましい行動を強化する基本的なやり方である．そして，6つ目では反対に，本人の望ましくない行動を減らすための方法を学ぶ．これにはいくつかのやり方があるが，たとえば，先ほど望ましい行動をとったときに与えると決めた報酬を，望ましくない行動をとったときには与えないというのもそのひとつである．7つ目は家族の生活の質を高めるための内容である．CRAFT では，家族の生活をいくつかの領域に分けて改善したい領域を特定し，改善のための具体的な計画を立てて実行し，上手くいくことは続けるし，必要があれば修正を行うという方法を提示している．そして最後は，治療の提案に関する内容である．家族は支援者とともに，いつ誰がどのようにして治療の提案を行うか綿密に計画を練ったうえで最良のタイミングを見計らって治療の提案を行う．短期間のうちに高い確率で本人を治療につなげるところが CRAFT の最大の魅力といえる．

　アディクションの治療や回復支援のあり方と同様に，その家族に対する見方やアプローチの方法も時代とともに変化していくものであるが，支援の対象となる家族の姿が大きく変わったかというと決してそんなことはない．当たり前すぎることではあるが，アディクション家族を一括りにしてその特性を語ることはほとんど不可能で，今も昔も，実に多様な家族がそれぞれに異なるニーズをもって支援の場に登場するというのが実際のところであろう．そう考えたときに，支援者が気をつけたいのは，時代とともに変化する理論やアプローチの受け入れ方である．新しい考え方が古いものより良いとはかぎらないことや，どれだけ素晴らしい理論やアプローチもひとつの視点や枠組みを提示しているに過ぎないことを忘れてバランスを欠いてしまうと，目の前にいる家族への理解が限定的で偏ったものになったり，ニーズの把握を見誤ったりすることにな

る．どの引き出しから何を取り出すことが適切か，その都度，新旧にこだわらない柔軟な判断が求められる．そのために，慎重なアセスメントが不可欠であることはいうまでもない．

5.3 家族支援の実際

a. 個別相談

(1) インテーク面接

　支援者にとってインテーク面接は，これからの支援に必要となる情報を収集するためだけでなく，クライエントである家族との間に基本的な信頼関係を築く重要な場でもある．筆者が常日頃インテーク面接を行う際に意識していることがいくつかあるが，そのひとつは希望を示すことである．先述したように，相談場面に登場した際の家族は，これまでに長く困難な生活を続けてきた結果として消耗し，問題解決に向けた意欲や自信が低下した状態にあることも多い．そのような場合は特に，課題を明確にしてひとつひとつ確実にクリアしていくことで，多少時間がかかっても多くのケースは実際に問題解決に近づいているという事実や，問題解決のために家族にはできることはたくさんあるということを伝えて動機を高めることが役立つと感じる．その一方で，アディクション問題や本人から避難するという選択肢もあり，それも家族支援のひとつであるということは忘れず伝えておきたい．

　もうひとつ心に留めているのは，家族の胸の内にある罪悪感や自責の念である．意識するかどうか言葉にするかどうかは別にして，強い罪悪感や自責の念をもって来所する家族は実に多い．「わたしの育て方が悪かったのでこんなことになってしまった」「家族としての力が足りないために，いつまでもこの問題を解決できずにいる」「わたしたち家族は何か根本的に間違ったところがあるのではないか」という信念や疑念は，本人の回復には役立たず，むしろ妨げる要因となることも多いが，家族がそれを手放すことは容易でない．だからこそ，家族の罪悪感や自責の念をことさら刺激するような支援者の言動には注意したい．良かれと思ってつい口にする助言は，それを受け取る側の心境によって批判や非難となって届いてしまうことがある．家族の育て方や本人への対応

に不適切な点があったとしても，支援関係ができあがる前にそれを直接的に指
摘して正すことは控えた方がよい．苛（さいな）まれる気持ちのつらさを十分理解して
いることを示し，受け止めたうえで，本人に対する愛情やこれまで精一杯やっ
てきたことなど，家族がもっている強さや力に焦点を当てるのが先である．

　インテーク面接において収集すべき情報のなかで特に重要と感じるのは，家
族の成員それぞれの関係性と暴力の有無や程度，家族の成育歴などである．初
回面接で家族の成育歴まで丁寧に聞き取ることは難しいが，支援を続けていく
なかで，その情報が良い展開につながることは多い．それは，先述した共依存
やアダルト・チルドレンといった概念を念頭に置いた支援が有効かどうかを判
断するための重要な材料にもなる．

(2) アセスメント

　インテーク面接で得た情報をもとに行うアセスメントの結果は，家族の動機
の維持や対等な支援関係のためにも家族と共有するとよい．大切なことは家族
が一方的にアセスメントされ課題を設定されるのではなく，協働して行うこと
であろう．家庭内のアディクション問題がどのような文脈の中で生じ，維持進
行してきたのか，支援者とともに流れを追い整理するなかで，家族は今までと
異なる視点でアディクション問題や家族関係をみることができるようになる．
そしてその先に，課題や目標がみえてくる．

　アディクション問題の解決のためには，家族関係の変化が重要なキーワード
となることがきわめて多い．まずは家族間の関係性をどのように変えていくこ
とが必要なのか，互いに苦しい関係性はいつどの時点から出現したのか，それ
はアディクション問題とともに起きたことなのか，それともずっと以前から
あったのか，そのもとになる価値観や信念が自分の中にあったかどうか，もつ
れた糸が少しずつほどけていくように，家族は過去を整理しながら，次に進む
べき道を自ら見出していく力をもっている．

(3) 目標設定

　深いアセスメントには時間を要するし，問題や課題を一度にすべて解決する
こともできないが，初期段階においてみえた課題については，その時点で目標

【目次】

I. このツールを使用する前に

  1. 家族に対する支援・介入の重要性
  2. 家族の支援・介入を行う際の基本姿勢
  3. 回復のロードマップと支援者の役割
  4. このツールの使い方

II. 面接相談の進め方

  1. 支援者に求められる基本的態度とスキル
  2. インテーク・アセスメント
  3. 緊急対応を検討すべき状況と対応方法
  4. 継続面接

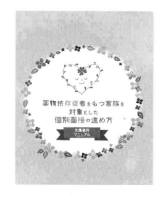

図 5.3　薬物依存症者をもつ家族を対象とした個別面接の進め方

を設定して支援の方向性を明確にする．目標があまりに遠いと動機の低下にもつながることから，筆者は 3 か月や 6 か月後に向けた目標設定を家族に提案することが多い．典型的な目標を優先順位とともに挙げると，家族自身の安定化をはかること，家族と本人との間に境界線を引くこと，本人とのあたたかくポジティブなコミュニケーションを増やすこと，治療や回復に向けて本人の動機を高めていくことなどである．以上のような個別相談の実際については，関心があれば「薬物依存症者をもつ家族を対象とした個別面接の進め方（支援者用マニュアル）」[12]もご一読いただきたい（図 5.3）．

(4) 自助グループの活用

　自助グループは，本人と同様に家族の回復にも大きな役割を果たしてくれる．支援者は常にその存在を意識し，身近にある自助グループのことをよく理解しておくことが必要である．アルコール依存症者の家族のための自助グループは，Al-Anon（アラノン）[13]，薬物依存症の家族が集うのは Nar-Anon（ナラノン）[14]，ギャンブル依存症の家族の集まりは GAM-ANON（ギャマノン）[15]といい，全国の教会や公民館などで 12 ステップ・プログラムに基づくミーティングを開催している．12 ステップ・プログラムとは，もともとアルコール依存症の当事者が自らのために考案した回復のためのプログラムである（表 5.1）．年月とともに，他のアディクションや家族の回復にも効果があると

表 5.1　AA12 のステップ[16]

1. 私たちはアルコールに対し無力であり，思い通りに生きていけなくなっていたことを認めた．
2. 自分を超えた大きな力が，私たちを健康な心に戻してくれると信じるようになった．
3. 私たちの意志と生き方を，**自分なりに理解した**神の配慮にゆだねる決心をした．
4. 恐れずに，徹底して，自分自身の棚卸しを行ない，それを表に作った．
5. 神に対し，自分に対し，そしてもう一人の人に対して，自分の過ちの本質をありのままに認めた．
6. こうした性格上の欠点全部を，神に取り除いてもらう準備がすべて整った．
7. 私たちの短所を取り除いて下さいと，謙虚に神に求めた．
8. 私たちが傷つけたすべての人の表を作り，その人たち全員に進んで埋め合わせをしようとする気持ちになった．
9. その人たちやほかの人を傷つけない限り，機会あるたびに，その人たちに直接埋め合わせをした．
10. 自分自身の棚卸しを続け，間違ったときは直ちにそれを認めた．
11. 祈りと黙想を通して，**自分なりに理解した**神との意識的な触れ合いを深め，神の意志を知ることと，それを実践する力だけを求めた．
12. これらのステップを経た結果，私たちは霊的に目覚め，このメッセージをアルコホーリクに伝え，そして私たちのすべてのことにこの原理を実行しようと努力した．

（AA ワールドサービス社の許可のもとに再録）

わかり，他の多くの自助グループにも広がっていった．

　自助グループの目的は，本人のアルコールや薬物使用をやめさせることではなく，家族自身の幸福な生活や自尊感情の向上にある．「愛をもって手を放す」という自助グループの言葉には，本人が回復するかどうかは本人の問題であり，それをコントロールする力は家族にないこと，家族がやるべきは，本人のコントロールではなく，自身の人生に責任をもち自らの問題に取り組むことであるなどという意味が込められている．

　自助グループの意義はきわめて大きいが，多様な家族のすべてのニーズを満たすものではない．支援者には，どの家族にどのタイミングで自助グループを紹介することがよいか見極める力が求められる．個人的には，社会的に孤立しインフォーマルも含めたサポートネットワークが乏しい家族や，先に述べた「共依存」や「アダルト・チルドレン」の基底にある心性を自認している家族に，自助グループを紹介することが多いと感じる．

b. 集団心理教育（薬物依存症をもつ家族を対象とした心理教育プログラム）
(1) 目標および内容

筆者らは 2010 年から「薬物依存症者をもつ家族を対象とした心理教育プログラム」（以下，家族心理教育プログラムと記す）の開発に関する研究を開始した．当時は，薬物問題を抱えた家族に対する支援の拡充が思うように進んでおらず，また，実際に支援をしていてもうまくいかないケースが多く不全感を抱くことも多かった．自身がこれまで身につけてきたやり方に限界や行き詰まりを感じており，その打開につながる新しい家族支援ツールを求めたのが始ま

表 5.2　家族心理教育プログラムの 3 つの目標と基礎および補助教材

	基礎教材
目標 1：薬物依存症や回復について正しく理解できる	薬物依存症とは
	補助教材
	依存症者本人の回復段階に応じた家族の対応
	回復の多様性と役立つ社会資源
	共依存とイネーブリング
	家族関係を見直す
	基礎教材
	上手なコミュニケーションで本人を治療につなげる
	長期的な回復を支え，再発・再使用に備える
目標 2：薬物依存症者に対する適切な対応法を学び実践できる	コミュニケーション・スキルの練習
	補助教材
	本人の望ましい行動を増やし，望ましくない行動を減らす
	回復しつつある本人と新たな関係を築く
	薬物問題を経験したあとの新しい生活
	逮捕や裁判を本人の回復のきっかけにする
	薬物関連の法律と裁判の流れ
	基礎教材
目標 3：家族自身の心身の健康を取り戻せる	家族のセルフケア
	補助教材
	暴力について
	本人の暴力から身を守るために

りである．2016 年に完成した家族心理教育プログラムの教材は 3 つの目標に沿って作られており，また，全体は 5 種類の基礎教材と 11 種類の補助教材から成っている（表 5.2）．教材開発には，先述した CRAFT をはじめとする複数の欧米の家族支援アプローチを参考にした[17,18,19]．

　本プログラムは，家族教室など集団心理教育の場を想定して作成したものであるが，個別相談のなかでクライエントのニーズに応じた教材を選び活用することも可能である．また，集団心理教育として活用する場合も参加者のニーズに応じて自由に教材を選び活用してよいが，基本プログラムとしては，基礎教材を用いた全 6 回 1 クール（通常はオリエンテーションと第 1 回を一緒に行う）の集団心理教育を提案している（図 5.4）．

　第 1 回は，「オリエンテーション」の資料と「薬物依存症とは」の教材を用いたプログラムを合わせて行うこととしているが，初めてこのプログラムを行うとき，つまり，参加家族全員が初参加の場合には，オリエンテーションだけの時間を別途設ける方がよいかもしれない．その際には，オリエンテーション用の資料を用いて，家族が支援を受けることの意義や家族心理教育プログラムの目的をしっかりと伝え，家族にも，自己紹介や現状，これからの支援に期待することなどについて話してもらう時間をもてるとよい．第 4 回の「コミュニケーション・スキルの練習」には，練習のための教材が複数用意されているので，そのなかから参加家族に合った内容を 1 つか 2 つ選んで，コミュニケー

【目次】

◆オリエンテーション

1. 薬物依存症とは

2. 上手なコミュニケーションで本人を
　治療につなげる

3. 長期的な回復 を支え，再発・再使用
　に備える

4. コミュニケーション・スキルの練習

5. 家族のセルフケア

◆振り返りと今後の目標

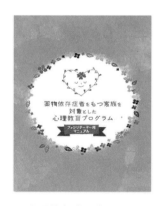

図 5.4　薬物依存症者をもつ家族を対象とした心理教育プログラム

ション力を高めるための練習をする．第6回は，「振り返りと今後の目標」の資料を用いて，これまでにできたことを振り返り評価するとともに，次の振り返りまでに自分が何をするか目標設定をする．漫然と支援が続いて家族自身の主体性や課題が失われないために，1クールの振り返りの時間は大切であると感じる．それぞれの機関における家族支援の体制に応じて1クールの回数を6回より増やしたい場合は，補助教材のなかから参加家族の状況に合った内容を選んで足していくのもよいであろう．関心をもたれた方にはぜひご一読をいただき，それぞれの場に適した形で柔軟にご活用をいただきたい[12]．

(2) ファシリテーターの留意点

　特別なことでは決してないが，集団心理教育のファシリテーションを行う際に重要と感じることをいくつか挙げてみると，まずは，グループがもつ空気を意識的に醸成することである．グループ全体の雰囲気がどのようなものであるべきかただ一つの正解はなく，ファシリテーターの個性によるところも大きいのであろうが，筆者自身は，希望を大切にしている．その希望は，家族がアディクション問題に翻弄されるのをやめて自分の人生をその手に取り戻すこと，そして，本人が回復することに対する希望である．大変な状況のなかで支援にたどりつく家族が多いからこそ，どの家族にも本人にも回復する力が備わっているという事実を支援者がどれくらい信じられるかは重要なことと感じる．そして，支援者が希望や信頼の気持ちを育てるためには，できるだけ多くの回復する家族や本人と出会い，その語りに耳を傾けることが何より役立つであろう．

　また，家族に重要な知識や情報を伝えたときには，「いまの話を聞いてどんなことを感じているか」「話のなかで難しいと感じる部分がなかったか」など，できるだけフィードバックをもらう時間をとるようにすることも大切である．たとえば，家族が学ぶ重要な事柄のひとつに「本人との間に心理的な境界線を設定し維持する」ことがあるが，なぜ二者の間に心理的境界線が必要なのか，具体的にどのような言動が境界線の手前で踏みとどまることであり，また，踏み越えてしまうことなのかなどについて実感を伴う深い理解が進むには，家族自身が語る多くの言葉や支援者からの意図的な質問が不可欠である．

　それから，常に変化の過程にある家族にどう反応するかということも重要である．本人へのかかわりやコミュニケーションは長年繰り返され習慣化されているので，その習慣を一気に変えることは非常に困難である．たいていの家族は，望ましい対応について学ぶことにより，これまで行ってきた対応と照らし合わせて修正が必要な部分に気づくことができたとしても，なかなか実際の行動を変えることができなかったり，変えようしてもうまくいかなかったり，いったん変化してもまたすぐに以前の状態に戻ったりというような試行錯誤を繰り返しながら前進する．そのプロセスがその人のペースでテンポよく進んでいくためには，過ちや失敗が起きたときにはそれを共感的に受け止め，新しく良い変化が起きたときには見逃さずにすぐさま強化するグループ全体の雰囲気づくりや支援者の態度が重要となる．

(3) 家族の変化

　グループへの参加を通して家族は徐々に変化していく．その変化を一括りに語ることは難しいが，多くの家族に共通する変化としては，まず，家族と本人との間に心理的な境界線を引けるようになるということである．依存症は，本人の心身の健康を損なうだけでなく，家族関係や家族間のコミュニケーションにもネガティブな影響を与えることはよく知られており[10)]，境界線の侵略や不明瞭化もそのひとつである．健康的な家族関係を維持するために必要とされている心理的境界線をもう一度引き直すことは多くの家族にとって重要な課題となるが，そのことを理解したからといって急にこれまでの関係性を変えられるとは限らない．まずは境界線を踏み越えたり踏み越えられたりすることに躊躇や違和感をもてるようになり，頭では理解できるのに実際の行動や関係性を変えることの難しさを痛感するなかで，家族は自身のなかにある行き過ぎたコントロール欲求や本人に対する不信感に気づき，徐々にその課題に取り組めるようになっていくのである．

　それから，本人の回復を長期的なプロセスとして理解できるようになり，回復途上で起きる再使用や再発をそのプロセスの一環として捉えられるようになることも重要な変化であるといえる．家族が本人の治療や回復を短く単一のエピソードと見なしているうちは，治療の中断や再使用は単なる失敗としか考え

られず，とりわけ再使用は，家族に激しい動揺と大きな失望感をもたらす．しかし，依存症からの回復にはたいてい複数の治療エピソードが必要で，多くの依存症者は治療から遠ざかったり再使用したりしながら，最終的に安定的な回復段階に至るものだということが実感をもって理解できるようになってくると，再使用があっても激しく動揺したり落胆したりしなくなる．その代わりに，このピンチの時期をどう次の回復の波につなげることができるか前向きに考えることができるようになってくるのである．

本章では，家族支援の実際を「個別」と「集団」に分けて述べた．アディクション家族の支援は長い時間を要することも多いが，この2つのつながりを上手く活かすことで家族支援を効率的に行うことができる．集団の場は，家族に対して有用な知識や情報を提供するだけでなく，個別支援のなかで明確になった課題が解決に向けて順調に進んでいるかなど，支援者が家族の現状を把握する機会でもある．

集団の場における家族や支援者の気づきを個別支援に活かすことでタイミングよく必要な働きかけを行うことが可能になるし，その反対に，個別支援のなかで把握した家族の課題を，意図的に集団の場で取り扱うことも意義深い．このように，「個別」と「集団」を分断せず，つながりをもたせることが望ましい．

5.4 おわりに

家族の変化は時間をかけてゆっくりと起きる．たいていは混乱して意気消沈した家族とともに，薬物やアルコール問題の解決に向けた支援が始まる．そのうち，家族の本人に対するかかわり方が目にみえて変化し，そのなかで本人が治療につながったり，物質使用も含めた本人の問題行動が減ったりするようになる．それはそれで重要なことではあるが，家族支援の真の意義は，もう少し幅広く厚みのあるものだと思う．それは，家族がアディクションによる支配から自分の人生をその手に取り戻していく道のりであり，また，本当に手に入れたかった家族像をもう一度描きなおし，新たな関係性を再構築する過程でもある．

〔近藤あゆみ〕

▶文献

1) Kondo, A., & Wada, K.（2009）. The effectiveness of a mutual-help group activity for drug users and family members in Japan. *Substance Use & Misuse, 44*, 472-489.

2) 近藤あゆみ・石田惠美・大上裕之ほか（2020）．薬物依存症者をもつ家族を対象とした心理教育プログラムの効果評価―介入6ヶ月後の変化を評価した縦断調査結果より―日本アルコール・薬物医学会雑誌，*55*(1)，11-24.

3) 近藤あゆみ・小松崎未知（2007）．薬物依存者に対するその家族の対応法に関する研究 平成18年度厚生労働科学研究費補助金（医薬品・医療機器等レギュラトリーサイエンス総合研究事業）「薬物乱用・依存等の実態把握と乱用・依存者に対する対応策に関する研究」分担研究報告書

4) Whalen, T.（1953）. Wives of alcoholics, four types observed in a family service agency. *Quarterly Journal of Studies on Alcohol, 14*, 632-641.

5) Whitfield, C. L.（1991）. *Co-dependence: Healing the human condition*. Boca Raton, FL: Health Communications.

6) 緒方　明（1996）．アダルトチルドレンと共依存　誠信書房

7) Beattie, M.（2008）. *The new codependency: Help and guidance for today's generation*. New York, NY: Simon & Schuster.（ビーティ，M. 村山久美子（訳）（1999）．共依存症―いつも他人に振りまわされる人たち―　講談社）

8) Meis, L. A., Griffin, J. M., Greer, N., *et al.*（2013）. Couple and family involvement in adult mental health treatment: A systematic review. *Clinical Psychology Review, 33*(2), 275-286.

9) Klostermann, K., & Mignone, T.（2019）. Behavioral couples therapy for substance use disorders. *Social Behavior Research and Practice, 3*(1), 25-27.

10) McGovern, R., Smart, D., Alderson, H., *et al.*（2021）. Psychosocial interventions to improve psychological, social and physical wellbeing in family members affected by an adult relative's substance use：A systematic search and review of the evidence. *International Journal of Environmental Research and Public Health, 18*(4), 1793.

11) Smith, J. E., & Myers, R. J.（2004）. *Motivating substance abusers to enter treatment: Working with family members*. New York, NY: Guilford Press.

12) 国立研究開発法人 国立精神・神経医療研究センター 精神保健研究所 薬物依存研究部ホームページ. https://www.ncnp.go.jp/nimh/yakubutsu/reference/index.html（2020年7月31日）

13) Al-Anon（アラノン）ホームページ. http://www.al-anon.or.jp/（2020年7月31日）

14) Nar-Anon（ナラノン）ホームページ. http://nar-anon.jp/（2020年7月31日）

15) GAM-ANON（ギャマノン）ホームページ. http://www.gam-anon.jp/（2020年7月31日）

16) AA日本ゼネラルサービス（2021）．AA12のステップ　AA日本ゼネラルサービス Retrieved from https://aajapan.org/12steps/（2021年3月24日）

17) Matrix Institute on Addictions（2005）. *The family unit manual the Matrix model: A 12*

session alcohol and drug education program for families. Center City, MN: Hazelden.

18) Smith, J. E., & Meyers, R. J. (2004). *Motivating substance abusers to enter treatment: Working with family members*. New York, NY: Guilford Press.

19) Harris, P. (2010). *The concerned other: How to change problematic drug and alcohol users through their family members: A complete manual*. Lyme Regis, UK: Russell House Publishing.

6

家族の暴力とアディクション ─ DV 加害者臨床 ─

6.1 ▶ ドメスティック・バイオレンス

　ドメスティック・バイオレンス（DV）は，往々にしてアンガーマネジメントなどと混同され，また特異な性質をもった男性が起こす行為として取り沙汰されがちである．しかし，暴力・虐待は男性から女性，親から子ども，子どもから親，女性から男性，あるいは，同性間，仕事関係内，あるいは学校内どこにでも起こっている．ジェンキンス（A. Jenkins）は，人は「愛」や「正義」という名のもとでさえ暴力・虐待を行うことがあると説明する[1]．特に，DVには家庭内，つまり信頼関係，人生や将来をともにしている関係という一番安全であるべき家庭内で起こっているという特徴がある．ジェンキンスは，DVの問題を心理的な問題として扱うのではなく，むしろ権力とコントロールの問題として捉えている[1]．

　1979 年にウォーカー（L. Walker）が『バタードウーマン』[2]という本を出版し，DV 問題がさらに着目されるようになり，暴力・虐待をする加害者が「バタラー」という名称で呼ばれ，DV 加害とその介入に対する問題意識が高まった．また，ある特定の女性に対する暴力・虐待としての問題ばかりではなく，女性というジェンダーに対する差別，抑圧，搾取行為という社会的な問題として DV 加害問題を明確にした[2]．さらに，「バタラー」という名称は，暴力・虐待加害の責任を明確にするとともに，それらの加害者の性質や分類を考える必要性を促した[2]．1980 年代頃よりダットン（D. G. Dutton）の虐待的人格[3,4]やホルツワース-モンロー（A. Holtzworth-Munroe）の加害者の類型の実証研究[5,6,7]などから，加害者をどのように正確に見極め，早めに対処していけるかが議論の中心になっていった．それらの類型研究の重要さが議論されるとともに，暴力・虐待の責任の所在がその加害者の性質や心理的な構造へと向くよ

うになり，これらの大変重要な実証研究の意図とは逆に，「加害者は果たして変われるのか？」という行き詰まった議論になっていった．その後，北米ではジェンキンスのナラティヴセラピーの視点[8]が取り入れられ，DV 加害者男性の性質や心理的なことではなく，加害者男性の主体性，つまり行動選択と自己の責任が介入の主点となった．ジェンキンスは，加害者男性の性質や心理的原因に問題の焦点を置くことは主体性，責任，自己の選択を不明瞭にし，変化の妨げになると説明した[8]．それにより DV 加害者の呼び方にも少しずつ変化がみられ，「バタラー」という加害者の性質や心理的構造に原因を帰するような名称ではなく，「暴力・虐待をする男性」というように自己の選択と行動における責任を明確にした呼称へと変化していった．クォーツ（L. Coates）とウェイド（A. Wade）も暴力・虐待は被害者の抵抗を抑圧する故意の行為であると明言しているように[9]，暴力・虐待をする加害者は本人の意識的な選択によりその行為を行っている．このような呼称は，加害者にはどのような状況でも行動の選択肢があり，それぞれ意図した行動を選択しているということを明確にしている．

6.2 DV 加害者プログラム

　ここでは，DV 加害者プログラムの歴史でも最先端を行く北米のプログラムを中心に説明する．

　現存する DV 加害者プログラムの歴史をたどると，ドゥルースモデル[10]がやはり大きな貢献をしてきたといえるであろう．ドゥルースモデルは，DV をジェンダーの視点から捉え，社会の構造に根づいた男女の権力の不均衡や格差，差別により男性というジェンダーは女性をより抑圧しやすい傾向にあり，こうした社会の構造に根づいた問題自体を解決しなければ女性は常に DV のリスクに直面し，DV は根絶できないと考える．それゆえ，ドゥルースモデルの介入の一番の目標は，男性に男女の平等性の考え方をもたせ，実践させることである[11]．プライス（B. J. Price）とローゼンバウム（A. Rosenbaum）の研究[12]によると，アメリカ 45 州における 276 の DV 加害者プログラムにおいて，約 53%がドゥルースモデルをベースにプログラムを行っていると回答し

ており，キャノン（C. Cannon）らの研究[13]でも，アメリカとカナダで行われ
ているプログラムの35.6%でドゥルースモデルを中心的介入に取り入れてお
り，11.7%のプログラムにおいて，ドゥルースモデルを要素として取り入れて
いると回答している．このようにドゥルースモデルは現在でも加害者臨床で重
要な部分を担っている．しかし，同時にドゥルースモデルは，加害者の類型や
DVに至る怒りの構造やその介入法，あるいは過去の養育歴や体験などの個々
の加害者がもつ特徴についてはあまり注目しておらず，司法や社会構造的な改
善によるDVの根絶を目指している傾向にある[11]．

　より心理教育・心理療法的なアプローチとして，カナダ，ブリティッシュ・
コロンビア州では2003年以来，認知行動療法（CBT）とドゥルースモデルな
どのジェンダーにおける問題を取り入れたハイブリッド形式でのプログラムを
裁判所命令におけるDV加害者プログラムとして公安および法務省が行って
いる[14]．このプログラム（Relationship Violence Treatment Program，以下，
RVTP）は，最初の7週間は保護観察官による心理教育グループが行われ，
中・高度のDV加害リスクのある対象者は，上記のRVTPに17週間にわたり
参加することになっている．このプログラムを修了させることが刑の条件と
なっている．このプログラムでは，①自己の行った暴力・虐待に対して責任を
もつ，②暴力・虐待の家族に対する影響を認識し，その要因を吟味する，③改
善や更生が可能であることを学び，そのプロセスに積極的に取り組む，④グ
ループにおける相互援助の中で，自己の思考，感情，行動とのかかわりと影響
について考え，より建設的な行動へと変化していくことを積極的に話し合い，
実践していく，⑤非暴力・非虐待のためのライフスキルを習得する，などを介
入の目標としている[14]．RVTPにおけるプログラムの基本は，認知行動療法
にあり[14]，実際自身が行った暴力・虐待行為を，A：出来事，B：考え方・信
念，C：感情，D：行動，E：結果，の流れで振り返る．特に暴力・虐待に結
びつきやすい10種類の考え方の間違いや歪みを取り上げ，それらの修正方法
を学ぶ．偏った見方，白黒思考，過度な一般化，自己関連づけ（本人に関係な
い話でも，自分自身が責められているように考える），非難や責め，誇張化，
矮小化，「絶対に」あるいは「〜すべき」とか，「絶対に我慢できない」という
考え方，非難・差別的な態度など，これらの考え方・信念をもつとどのように

感情や行動に影響が出るか，そして，それらをどのように考え直したらより効果的に暴力・虐待を避けることができるかなどを考えていく．それによって，自己の考え方や感情をコントロールする方法を学ぶ．このように，外的なものではなく，自己のもつ考え方・信念が怒りやストレスとなり，そして，これらの考え方・信念に対してどのように迅速に対応するかを学ぶことが，効果的に暴力・虐待の危険性を回避するための重要な点となってくると考える[15,16]．またジェンダーの視点から女性に対する考え方の歪みや男らしさの歪曲した考え方などがどのように親密な関係間における暴力・虐待につながっているかを学びそのような考え方を修正する．

カナダ，アルバータ州でも同じようなハイブリッドなプログラムが大半を占めるものの，ブリティッシュ・コロンビア州とは違い統一されたプログラムは存在しない．面積が日本の国土の約 1.75 倍もある上に，先住民を含むさまざまな文化圏の移民者も多いので，それぞれの地域による特色が大きく違うこともあり，以下のようなプログラムの中核を州が決め[17]，同時に実際のプログラム自体は，地域の特性などを考慮できるようにそれぞれの施設・現場の専門家に委ねている．

1. 暴力・虐待について定義をし，話し合い，理解を深める
2. 責任と説明責任をもつ
3. 変化の準備に合わせた介入
4. 感情のコントロールを習得する
   a. 感情とは何かを学ぶ
   b. 感情のコントロールを学ぶ
5. 非暴力・非虐待のスキルを学ぶ
   a. 効果的なコミュニケーションの取り方を学ぶ
   b. 親密な関係について学ぶ
6. 境界線について
7. 安全な関係や家庭を作る方法を学ぶ
8. ペアレンティングについて
9. 薬物の乱用や依存について

プログラムの期間と効果の関係においてはさまざまな議論と研究がなされて

いて，キャノンらは，アメリカ，カナダのプログラムを調査し，平均のプログラム期間 30 週（8 週間から 78 週間の長さの幅），平均約 26 モジュールセッション，1 セッション平均約 103 分であったと報告している[13]．キャノンらのメタアナリシスでは，ある研究においては 16 週間以上の長いプログラムが再犯をより減少させたとの報告もあるが，16 週間以下のプログラムが全体的にはより効果が認められたと結論づけている[13]．プログラムの最適な長さは一言では言えず，バブコック（J. Babcock）らもプログラムの長さと効果の関係には，1 セッションの長さやその密度，参加する加害者のニーズの多様性などさまざまな要因がかかわっていると報告している[11]．たとえば，反省文を 50 週間何千枚も書く作業をしても効果がないように，必要な介入を適切な手法と密度で行うことが効果と密接に関係する．

　さらに近年では，身体的な側面から，今ここでの体験へと意図的に注意を向けることで感情を制御することを学ぶマインドフルネス[18,19]や，加害者の幼少期のトラウマ体験から起こる過覚醒反応を暴力・虐待行為の介入のきっかけとするトラウマベース[18,19]の手法などが注目を浴び始めており，加害者臨床に応用され始めている．ここでは，耐性領域の考えが流用されている[18,20,21]．耐性領域とは，交感神経と副交感神経のバランスがとれた状態である．これは自己の感情・体感・考えをより良く理解し，それらを他者に最も効果的に伝えることができる状態であるといわれている[18,20,21]．耐性領域を超えた感情の高まりは，過覚醒となり，交感神経的な反応における「闘争/逃走/硬直」反応，感覚の増大，情動的反応，過剰な警戒態勢，無秩序の認知処理などが顕著に起こるといわれている[18]．また，逆の反応としての低覚醒状態（「固まる」反応，感情の麻痺，認知処理の低下，身体動作の減少）が起こり，まさしく抑うつ的な症状を伴う[18]．つまり，耐性領域は，社会的かかわりにおいて最適な覚醒領域であり，トラウマベースの手法においては，加害者自身が過去のトラウマなどから，容易にこの過覚醒状態へと至り，暴力・虐待へと走りやすくすると考える．また，そのような高まった状態を避け，あるいは，それらの状態をできるだけ早く脱出し，最適な覚醒領域に戻すことができるようなスキルの獲得を目指している．そのため，マインドフルネスや呼吸法，瞑想のような手法を習慣づけることによって，覚醒領域へと脳や体の状態を常時戻しておけ

るように学ぶことをプログラムのゴールのひとつとしている．たしかに，過去の研究では，DV 加害者の多くは本人自身が幼少期に虐待やネグレクトなどを体験していて[4]，これらの視点では，DV は愛着やトラウマ反応としての行為と考えられ，いかに過覚醒や低覚醒状態からの脱出を効果的に行うかが介入の焦点となる．このような手法は現在の主流となりつつあるが，これらの手法の留意点は，トラウマが暴力・虐待の原因と理由づけられ，暴力・虐待は本人の選択と意思ではなく，むしろトラウマ反応によるものと矮小化されてしまうことである．

　こうした中で，加害者自身の主体性と行動選択，そして責任に注目したジェンキンスのナラティヴセラピー[8]を主軸に，認知行動療法，ジェンダーの問題を取り込んだオウガスタ・スコット（T. Augusta-Scott）により開発されたナラティヴプログラム[22]がカナダのアルバータ州とノバスコシア州で行われている．このプログラムでは，加害者自身が，外的な要因やパートナーからの反応・態度にかかわらず，常に非暴力・非虐待を選択すること，自己のアイデンティティを見直すこと，自己の応答に責任をもち，また，行動における自己の選択責任について考え実践することなどを目標としている．また，ジェンダーと暴力・虐待の問題として，社会の中で自身に課している男らしさと，加害者が女性に性差別的に課している女性らしさなど，ジェンダーの視点から暴力・虐待の問題を考えることを促している．このプログラムを通して，加害者が暴力・虐待を認め，見直し，そしてその影響を振り返り，理解し，その影響を修復していくことを目標にしている．

6.3 ▶ DV とアディクション

　カナダの裁判所命令を受けた DV 加害者は，薬物・アルコール依存や乱用，あるいはギャンブルなどのアディクションを抱えているケースが多い．カナダでは，2018 年 10 月に大麻法が施行され，大麻の使用が法律的に認められた．カナダ統計局の全国調査によると，2019 年 7 月から 9 月までの第 3 期において，500 万人のカナダ人が大麻を使用したと報告している[23]．この統計は，大麻法施行の前後で，全体的な使用人口の増加は示していないものの，25 歳か

ら 44 歳までの人口で増加が報告されている．しかも 15 歳から 24 歳までの年齢層の使用人口は全体の 26％を占めていて，この年齢層においての医療目的の使用人口はとても少ないこともあり，大麻による学業不振や就労問題，またゲートウェイ・ドラッグ（その使用が，より危険な薬物の使用や依存のきっかけになりうる比較的日常手に入りやすい薬物）としてのより深刻な薬物の依存・乱用問題への発展など，今まであった社会問題をさらに浮き彫りにする形になっている．アメリカの大学生における大麻使用の研究でもアルコール使用と大麻が重なった対象者においては，学業問題，記憶障害，口論などの問題行動などが報告されている[24]．ボラ（K. I. Bolla）らの研究でも，大麻の重度の使用者においては，使用中止から 28 日経っても記憶が改善されなかったことを報告している[25]．このような記憶の障害は過去の多くの研究でも実証されている[26,27]．

　アルコール・薬物の依存・乱用は，脳神経に影響をもたらし，より DV 加害行為のリスクを上げる．グラント（S. Grant）らの研究では，決定能力の影響，特に，短期の報酬への執着による長期的な損・得判断の脆弱化を報告している[28]．研究対象者の前頭前野腹内側部に，特有の影響がみられ，特に前頭前野灰白質の減少はコカインとヘロインの使用期間に比例していると報告されている．ベチャラ（A. Bechara）らは同じように，コカイン依存の研究対象者においても長期的に有利な意思決定をすることができなかったことを報告している[29]．ベチャラは，このような将来を考慮した意思決定力の欠如は，扁桃体における，痛みと快感のより短期的視点中心の衝動システムと，前頭前野における将来的な痛みと快感の信号を司る内省システムとにおいて，衝動システムにおける過覚醒による内省システムの乗り越えが起こるためであると説明している[30]．

　カナダでも多くの DV 加害者が不安やストレスの軽減のために大麻などに安易に頼ってしまうケースが後を絶たない．しかし，実際には離脱時の強い不安感と焦燥感などの負の影響についての認識が甘く常習化してしまっているのが現状である．過去の DV 加害者のリスク研究でもアルコール・薬物の依存・乱用は，リスクの一因子として挙げられていて[31,32]，また，ストーカー加害者の研究でも，アルコール・薬物と暴力の相関関係の実証は数多く挙げられて

いる[31,33,34,35].

　2000年から2003年に警察に報告されたカナダ，ノバスコシア州における12,745件のDV事件においても，約37%のDV加害者にアルコール・薬物の使用があったと報告されている[36]．さらに，カナダ公衆衛生局（Public Health Agency of Canada）は，2008年において，子供の安全保護のために児童相談所がかかわった家族の約34%がアルコール・薬物の問題を抱えていたと報告している[37]．これらはおそらく氷山の一角にしか過ぎず，報告されなかったケースなどを考えてみると，アルコール・薬物問題が深刻であることが窺える．

　このように，アルコールや薬物の依存・乱用は，抑制力の低下などの直接的な身体的影響によってDVのリスクを高めるのはもちろん，依存・乱用を通じてパートナーや子どもたちの安心・安全な生活や，彼らの人としての尊厳をも侵害するという点で，そもそもアルコール・薬物の依存・乱用そのものがDVであるということを加害者は認識しなくてはならない．またDV加害者男性のみがこれらのアルコール・薬物問題を抱えているとはかぎらず，カナダでは，彼らのパートナー自身もアルコール・薬物の依存・乱用問題を抱えているケースも多く，家庭の全体像を見据えた適切なリスクアセスメントとマネジメントがさらに重要になる．

　またDV加害者にアルコール・薬物の使用歴がある場合，薬物の種類や使用年数，また，脱離期におけるDVのリスクなどを注意深くアセスメントする必要があり，それによって脳神経機能の低下などを考慮に入れた介入法も考えていく必要がある．本人自身が気づかないところで，知能や認知機能の低下が起こり，普通に集団療法に参加しているようにみえても，グループ内での学びに知らず知らずのうちについていけていない可能性があるからである．

　これらの問題により効果的に介入するために，カナダ，アルバータ州，エドモントン市では，DV加害者プログラムとアルコール・薬物依存のプログラムを同時に行う週2日（週3.5時間），16週間のコンカレントプログラムが行われ，効果を高めている．このようなコンカレントプログラムは，近年の実証研究でも効果を見せており[38,39]，その理由のひとつには，DVとアディクションの介入を一度に行うことによって，DV加害者がよりDVとアルコール・薬

物問題の相関関係を考えることができることが挙げられている[40].

　イーストン（C. J. Easton）らも，彼らの開発した認知行動薬物依存乱用 DV プログラム（SADV）の効果研究を行った[41]．このプログラムでは，①薬物使用のパターンと怒りのパターンの理解，②薬物使用と怒りのハイリスクな状況をどのように認識するか，③アルコールの使用と渇望への対処法，④薬物使用とパートナーとの衝突における問題の解決法，⑤負の感情の対処法，⑥怒りの認識の仕方，⑦怒りの対処法，⑧パートナーとの非言語コミュニケーションのスキル，⑨パートナーとの言語コミュニケーションのスキル，⑩問題解決法のスキル，⑪批判を受けたときの対処法，⑫薬物使用願望や怒りの引き金に対する緊急対処法，などの 12 セッションを 1 セッション 90 分で行った．試験的な要素が多いプログラムではあったものの，アルコール・薬物使用，そして身体的暴力などが減少し，依存症だけのプログラムと比べてより効果的であったと報告している．また，リラ（M. Lila）らも同じような効果を加害者プログラムの効果検証から報告している[42].

6.4　アルコール・薬物の依存乱用問題と DV の共通点

　アルコール・薬物の依存乱用問題と DV には 2 つの大きな共通点がある．表面的には見えないかもしれないが，それらの問題を抱えている人は心の奥底で自己嫌悪・罪悪感・失望感・行き詰まり感・恥辱感など自分を失った気持ちと辛さを抱えているという点．もうひとつは，同時に，長年囚われてきた自己嫌悪や失望感などの語りに埋もれたところに，自分の人生を希求し，何度も思案し，もがき苦しんでいる正のベクトルへ向く動力の語りがあるという点である．

　ジェンキンスは，加害者が恥辱感（shame）を抱く自己に直面せずには変化はあり得ないと明言している[1]．ジェンキンスは，加害者の根底にある真の希求として，愛情があり，尊重のある関係を切に望んでいるものの，現実には，「誤った努力」を行い，パートナーを傷つけ続け，結果的に自己の希求と正反対の方向へと向かってしまっている状態であると説明している[1,8]．そのギャップから恥辱感が生じるという．

　このような自己に対する恥辱感は，ただ一つの感情ではなく，いくつかの感情（不安感，怒り，嫌悪感，悲しみ，無力感など）が折り重なったものと，自己に対する認知（劣等感，罪悪感，自己嫌悪など）が混合した内的体験であるといわれている[43]．しかし，それがいつしか自己のアイデンティティの中核として定着してしまった状態なのだという[44]．つまり，「～のような失敗をしてしまってとても恥ずかしい」という気持ちから，「自分は恥ずかしい人間，消えていなくなるべき人間である」というように自己のアイデンティティの中核となってしまうのである．このような気持ちはとても辛く苦痛なので，人は日常生活の中で恥辱感を心の片隅に置いておく．しかし，何かの拍子にこのような痛みに触れた際に，相手や周りを責めたり，脅したり，責任を転嫁することで，このような感情に対する自己の責任を回避しようとするのである．

　多くの人間性心理学者が，自己実現欲などの人間の内なる動力を認識しているように，サティア（V. Satir）らも，人間の共通する気持ちの根底には切望感があるといっている[45]．このようなより良く生きたいと願う内的な動力が抑圧されたり，あるいは，DV，ギャンブル，アルコール，薬物への依存・乱用などの自己の選択によって自身のそのような肯定的な内的動力が搾取されたりすることで，罪悪感・恥辱感・自己嫌悪などの心の痛みを感じる．つまり，罪悪感・恥辱感・自己嫌悪の痛みの強さは，往々にして心の奥底に流れる切望感，希求，自己実現欲などの強さのあらわれであることが多い．DV やアディクションの問題から生じたネガティブな出来事（パートナー関係の崩壊，子どもへの影響，別居や離婚，法的・社会的制裁）の結果，道を外れ行く自身に対して罪悪感・恥辱感・自己嫌悪を感じるのは，平穏，幸福，愛情，笑顔などを望む気持ちがどこかに強く存在しているからだと捉えることができる．

6.5　最新の動向

　北米では前述のように，ジェンキンスのナラティヴセラピーの理論と実践[1,8]であったり，また，脳神経科学の視点から「情動調律」（affect attunement）[46,47,48]などを使ったトラウマベース（6.2 節参照）の介入法を取り入れ，加害者臨床に応用する動向がある．スターン（D. N. Stern）が説明す

るように[48]．情動調律は，親と子どもとの関係内で起こるような内的で複雑な感情体験を言語表現することを可能にするため，加害者に普段表面には出てこない親密な関係内で起こった深い気持ちや記憶を表面化させる手法として応用されている．また，この情動調律の理論を使って，感情的になったときでも適正な覚醒領域へもっていけるスキルを加害者に学んでもらう．

　また，近年ウェイド（A. Wade）らは，社会的応答の視点から加害者臨床を行っている[9,49,50,51]．ここで応答とは加害者からの暴力・虐待に対する被害者の抵抗と，それに対する加害者の対応とその選択を指す．この応答的アプローチではDVにおける，「抵抗」，「責任」，そして「選択」に焦点を当て，DVには被害者の絶え間ない積極的な抵抗が存在していること，暴力・虐待，抑圧はそれらの抵抗をさらなる策略と力をもって抑圧し，隠匿を試みる故意な行為であると説明している．暴力・虐待，抑圧の行動に対する被害者の応答を細かくみると，さまざまな被害者の積極的な抵抗がみられ，また，それらの抵抗に対する加害者のさらなる抑圧のための故意の選択がみられる．同時に，応答的アプローチでは，DV加害者の中にも暴力・虐待に抵抗する部分があることに注目し，それらを明確にすることによって非暴力・非虐待の行動へと変容を促す．

　さらに，自己の責任，つまり，前述の罪悪感・恥辱感・自己嫌悪などと切望感・希求を無視してしまっていたことに直面し，それらを体感的に対比させながら，被害を受けたパートナーと子どもへの責任を構築し，実践する協働構築的責任アプローチ（co-constructing responsibility approach：CCRA）[52]もDV加害者介入法として新しく実践されている．「責任」とは，行った行為における責任という限られた観念だけではなく，また自己完結で行うものではなく，被害を受けたパートナーや子どもたちと加害者自身が双方に意味をもたなくてならない[52]．つまり，責任とは被害者の抵抗に対する加害者の応答であり，被害者とのかかわりの中で共通の言語によって構築されるものである[52]．加害者自身が暴力・虐待とその意味に向き合い，同時に自分が傷つけた妻や子どもたちの暴力・虐待の意味に対しても向き合い，たとえ被害者である妻や子どもがかかわりを拒絶するというひとつの抵抗の中であっても，それらをどのように受け止め，応答するかにさらなる責任の協働構築がある．また，北米のど

の加害者プログラムでも再犯防止計画は必須項目となっているが，CCRA では再犯防止計画に重点を置いており，マーラット（G. A. Marlatt）らなどが提唱する認知行動療法的アプローチ[53]にはとどまらず，本人の抱える再犯のリスクとその根本を捉え，自身と向き合い対話をすることで，自己責任，関係責任，修復責任という協働的に構築される責任へと変容させるプロセスを行う．

6.6 心理職のできること

日本では 2000 年頃から，カナダやオーストラリアなどのプログラムに依拠して，加害者プログラムを長い間行っている RRP 研究会（1.5 節参照）のようなグループがたくさんある．本章でみたカナダでの実践の良い点，課題を踏まえて日本の現状を見た場合，DV の問題で加害者臨床を専門とする公認心理師にできることは 2 つあると思われる．ひとつは，正確なリスクアセスメントを行い，DV の加害リスクを適時に適切にマネジメントすることである．DV は，被害者はもちろんのこと加害者も含め多くの人の人生を奪う．われわれ心理職の要は，DV による被害を出さないことである．そのため実証研究に基づいた，より正確なリスク評価を導ける SARA-V3（spousal assault risk assessment guide-V3）[32]や DV と密接にかかわっているストーカーリスクを査定する SAM（guidelines for stalking assessment and management）[31]などを使い，リスクアセスメントとマネジメントをすることである．SARA-V3 [32]は正確で適切な DV 加害のリスクアセスメントを導き出すだけではなく，適切で積極的な介入ができるようにリスクマネジメントのプランを導き出す．このように DV の被害・加害を未然に防ぐことは加害者臨床心理専門家の重要な仕事である．第二に，このようなケースのフォーミュレーションを通して，適切な DV 加害者介入をファシリテートするのも公認心理師・加害者臨床専門家の仕事である．これには心理教育ばかりでなく，前述の最新の介入法が推し進めているように，加害者の「変容」を目的にした介入を行う必要がある．さらには，夫婦間の暴力・虐待という視点だけでなく，影響を受けた家族，特に子どもも含めて，家庭内でのバイオレンス（family violence）として介入を考える必要がある．夫婦は離婚すれば別々の人生を歩めるかもしれないが，子どもは両方を

親として生きていかなくてはならず，包括的な介入を考えねばならない．その
ためにもこのリスクアセスメントとマネジメントは，加害者臨床専門家として
大切な仕事である．

6.7 ▸ おわりに

　家庭内の暴力，DV 加害，薬物・アルコールの依存乱用の問題への介入は，
心理職においてそれぞれ特化した専門性とトレーニングが重要である．しか
し，同時に，我々が対面するのは往々にして，さまざまなものが心の中で複雑
に存在する 1 人の人間である．それゆえ，彼らの語りに耳を傾けるのは，最初
の重要な作業であるように思う．そこには多くの DV 加害者のあいだで共通
しているその人の心の奥底にある罪悪感，自己嫌悪，羞恥の気持ち，そして長
い間埋没してしまっている切望と希求などが聞こえてくるかもしれない．
ジェンキンスが提言するように[1,8]，クライエント自身が自己の生き方や在り
方を問い，自分で可能性のドアを開くように促すことによってこそ変容があ
る．DV に苦しむ被害者や子どもたちやアルコール・薬物依存や乱用で傷つく
家族や子どもたちを目の当たりにしたとき，セラピストとして何とか介入しな
ければと，変化をさせるように知らず知らずのうちに説得し，プレッシャー
をかけ始めがちであるが，彼らのもつひとつひとつの語りを浮き上がらせるこ
とが，彼らの自発的な選択と変化へと繋がる．同時に，DV 加害者臨床の心理
専門家として，すべての人の安全を守る義務があり，また個々特有の問題と養
育歴などもあるので，SARA-V3 や SAM などのリスクアセスメントツールを
通して適切なリスクアセスメントをすることでエビデンスに基づいたリスク評
価とリスクマネジメントを適時に適切に行うことは重要である．このプロセス
を経ることによって，一体何がこの加害者にとってリスクであり，その行動の
理由が何であるかなどが明確になり，ケースのフォーミュレーションを可能に
し，より最適な介入法を導き出すことが容易になる． 〔髙野嘉之〕

▶文献

1) Jenkins, A.（2009）. *Becoming ethical: A parallel, political journey with men who have abused*. Lyme Regis, UK: Russell House.

2) Walker, L. E.（1979）. *The battered woman*. New York, NY: Harper & Row.

3) Dutton, D. G.（1995）. *The domestic assault: Psychological and criminal justice perspectives*. Vancouver, BC: UBC.

4) Dutton, D. G.（1998）. *The abusive personality: Violence and control in intimate relationships*. New York, NY: Guilford Press.

5) Holtzworth-Munroe, A.（2000）. A typology of men who are violent toward their female partners: Making sense of the heterogeneity in husband violence. *Current Directions in Psychological Science, 9*, 140-143. https://doi.org/10.1111/1467-8721.00079

6) Holtzworth-Munroe, A., & Hutchinson, G.（1993）. Attributing negative intent to wife behavior: The attributions of maritally violent versus nonviolent men. *Journal of Abnormal Psychology, 102*(2), 206-211. https://doi.org/10.1037/0021-843X.102.2.206

7) Holtzworth-Munroe, A., & Stuart, G. L.（1994）. Typologies of male batterers: Three subtypes and the difference among them. *Psychological Bulletin, 116*(3), 476-497. https://doi.org/10.1037/0033-2909.116.3.476

8) Jenkins, A.（1990）. *Invitations to responsibility: The therapeutic engagement of men who are violent and abusive*. Adelaide, South Australia: Dulwich Centre Publications.（ジェンキンス, A.　信田さよ子・髙野嘉之（訳）（2014）. 加害者臨床の可能性―DV・虐待・性暴力被害者に責任をとるために―　日本評論社）

9) Coates, L., & Wade, A.（2007）. Language and violence: Analysis of four discursive operations. *Journal of Family Violence, 22*, 511-522. https://doi.org/10.1007/s10896-007-9082-2

10) Pence, E., & Paymar, M.（1993）. *Education groups for men who batter: The Duluth model*. New York, NY: Springer.

11) Babcock, J., Armenti, N., Cannon, C., *et al*.（2016）. Domestic violence perpetrator programs: A proposal for evidence-based standards in the United States. *Partner Abuse, 7*(4), 355-460.

12) Price, B. J., & Rosenbaum, A.（2009）. Batterer intervention programs: A report from the field. *Violence and Victims, 24*(6), 757-770.

13) Cannon, C., Hamel, J., Buttell, F., & Ferreira, R. J.（2016）. A survey of domestic violence perpetrator programs in the United States and Canada: Findings and implications for policy and intervention. *Partner Abuse, 7*(3), 226-276.

14) Ministry of Public Safety and Solicitor General, Correction branch（2005）. *Relationship Violence Treatment Program: Facilitator's Manual*. BC, Canada.

15) Beck, A. T.（1999）. *Prisoners of hate: The cognitive basis of anger, hostility, and violence*. New York, NY: Harper Collins.

16) Beck, A. T., Wright, F. D., Newman, C. F., & Liese, B. S.（1993）. *Cognitive therapy of*

substance abuse. New York, NY: Guilford Press.

17) Alberta Health Services (2013). Provincial family violence treatment program: Core provincial standards. Community Initiatives Against Family Violence. Retrieved from https://www.ciafv.com/wp-content/uploads/2016/01/Provincial-Family-Violence-Tre atment-Program.pdf (October 25, 2020)

18) Ogden, P., Minton, K., & Pain, C. (2006). *Trauma and the body: A sensorimotor approach to psychotherapy.* New York, NY: W. W. Norton & Company.

19) Schore, A. N. (2009). Right brain affect regulation: An essential mechanism of development, trauma, dissociation, and psychotherapy. In D. Fosha, D. J. Siegel, & M. Solomon (Eds.), *The healing power of emotion: Affective neuroscience, development, and clinical practice* (pp.112-144). New York, NY: W. W. Norton & Company.

20) Siegel, D. J. (1999). *The developing mind: Toward a neurobiology of interpersonal experience.* New York, NY: Guilford Publications.

21) Siegel, D. J. (2010). *The Mindful therapist: A clinician's guide to mindsight and neural integration.* New York, NY: W. W. Norton.

22) Augusta-Scott, T. (2008). *Narrative therapy: Abuse intervention program.* NS, Canada.

23) Statistics Canada (2019). National cannabis survey, third quarter 2019. Statistics Canada. Retrieved from https://www150.statcan.gc.ca/n1/daily-quotidien/191030/dq191030a-eng.htm (October 25, 2020)

24) Shillington, A. M., & Clapp, J. D. (2001). Substance use problems reported by college students: Combined marijuana and alcohol use versus alcohol-only use. *Substance Use & Misuse, 36*(5), 663-672.

25) Bolla, K. I., Brown, K., Eldreth, D., *et al.* (2002). Dose-related neurocognitive effects of marijuana use. *Neurology, 59*(9), 1337-1343. https://doi.org/10.1212/01.WNL. 0000031422.66442.49

26) Gonzalez, R. (2007). Acute and non-acute effects of cannabis on brain functioning and neuropsychological performance. *Neuropsychology Review, 17*(3), 347-361.

27) Thoma, R. J., Monnig, M. A., Lysne, P. A., *et al.* (2011). Adolescent substance abuse: The effects of alcohol and marijuana on neuropsychological performance. *Alcoholism: Clinical and Experimental Research, 35*(1), 39-46.

28) Grant, S., Contoreggi, C., & London, E. D. (2000). Drug abusers show impaired performance in a laboratory test of decision making. *Neuropsychologia, 38*, 1180-1187.

29) Bechara, A., Damasio, A. R., Damasio, H., & Anderson, S. W. (1994). Insensitivity to future consequences following damage to human prefrontal cortex. *Cognition, 50*, 7-15.

30) Bechara, A. (2005). Decision making, impulse control and loss of willpower to resist drugs: A neurocognitive perspective. *Nature Neuroscience, 8*(11), 1458-1463. doi: 10. 1038/nn1584

31) Kropp, P. R., Hart, S. D., & Lyon, D. R. (2008). *Guidelines for stalking assessment and management (SAM).* Vancouver, Canada: ProActive ReSolutions.

32) Kropp, P. R., & Hart, S. D. (2015). *SARA-V3: User guide for the third edition of the*

spousal assault risk assessment guide. Vancouver, Canada: ProActive ReSolutions.

33) Brewster, M. P. (2000). Stalking by former intimates: Verbal threats and other predictors of physical violence. *Violence and Victims, 15,* 41–54.

34) Dutton, D. G., & Kropp, P. R. (2000). A review of domestic violence risk instruments. *Trauma, Violence, & Abuse, 1,* 171–181. https://doi.org/10.1177/1524838000001002004

35) Kropp, P. R. (2004). Some questions about spousal violence risk assessment. *Violence against Women, 10,* 676–697. https://doi.org/10.1177/1077801204265019

36) Nova Scotia Department of Justice (2010). A statistical portrait of intimate partner violence: Nova Scotian and Canadian perspectives. Nova Scotia Domestic Violence Resource Centre. Retrieved from https: //nsdomesticviolence. ca/sites/default/files/documents/Snapshot_of_Domestic_Violence_in_NS_July_15-10_final. pdf (October 25, 2020)

37) Public Health Agency of Canada (2010). Canadian incidence study of reported child abuse and neglect–2008: Major findings. Canadian Child Welfare Research Portal. Retrieved from https://cwrp.ca/sites/default/files/publications/en/CIS-2008-rprt-eng. pdf (October 25, 2020)

38) Klostermann, K., Kelley, M., Mignone, T., *et al.* (2010). Partner violence and substance abuse: Treatment interventions. *Aggression and Violent Behavior, 15,* 162–166.

39) Murphy, C., & Ting, L. (2010). The effects of treatment for substance use problems on intimate partner violence: A review of empirical data. *Aggression and Violent Behavior, 15,* 325–333.

40) Langenderfer, L. (2013). Alcohol use among partner violent adults: Reviewing recent literature to inform intervention. *Aggression and Violent Behavior, 18,* 152–158.

41) Easton, C. J., Mandel, D. L., Hunkele, K. A., *et al.* (2007). A cognitive behavioral therapy for alcohol-dependent domestic violence offenders: An integrated substance abuse–domestic violence treatment approach (SADV). *The American Journal on Addictions, 16,* 24–31.

42) Lila, M., Gracia, E., & Catalá-Miñana, A. (2020). More likely to dropout, but what if they don't? Partner violence offenders with alcohol abuse problems completing batterer intervention programs. *Journal of Interpersonal Violence, 35*(9-10), 1958–1981.

43) Gilbert, P., Pehl, J., & Allan, S. (1994). The phenomenology of shame and guilt: An empirical investigation. *British Journal of Medical Psychology, 67*(1), 23–36. https://doi. org/10.1111/j.2044-8341.1994.tb01768.x

44) Bradshaw, J. (1988). *Healing the shame that binds you.* Deerfield Beach, FL: Health Communications.

45) Satir, V., Banmen, J., Geber, J., & Gomori, M. (1991). *The Satir model: Family therapy and beyond.* Palo Alto, CA: Science and Behavior.

46) Greenberg, L. S., & Elliott, R. (1997). Varieties of empathic responding. In A. Bohart & L. S. Greenberg (Eds.), *Empathy reconsidered: New directions in psychotherapy* (pp. 167–186). Washington, DC: American Psychological Association.

47) Schore, A. N.（2003）. *Affect dysregulation and disorders of the self.* New York, NY: Norton.

48) Stern, D. N.（1985）. *The interpersonal world of the infant.* New York, NY: Basic Books.

49) Wade, A.（1997）. Small acts of living: Everyday resistance to violence and other forms of oppression. *Contemporary Family Therapy, 19*（3）, 23-39. https://doi.org/10.1023/A: 1026154215299

50) Wade, A.（2007）. Despair, resistance, hope: Response-based therapy with victims of violence. In C. Flaskas, I. McCarthy, & J. Sheehan（Eds.）, *Hope and despair in narrative and family therapy: Adversity, forgiveness and reconciliation*（pp.63-74）. New York, NY: Routledge.

51) 髙野嘉之（2019）. 暴力とアディクション―DV 加害者臨床― 信田さよ子（編） 実践アディクションアプローチ（pp.95-106）金剛出版

52) Takano, Y.（2017）. Co-constructing meaning: Women and men define taking responsibility and making amends. In T. Augusta-Scott, K. Scott, & L. M. Tutty（Eds.）, *Innovations in interventions to address intimate partner violence: Research and practice*（pp.93-107）. New York, NY: Routledge.

53) Marlatt, G. A., & Donovan, D. M.（Eds.）.（2005）. *Relapse prevention: Maintenance strategies in the treatment of addictive behaviors*（2nd ed.）. New York, NY: Guilford Press.（マーラット, G. A. ドノバン, D. M. 原田隆之（訳）（2015）. リラプス・プリベンション ―依存症の新しい治療― 日本評論社）

保健医療分野におけるアディクション

7.1　はじめに

　保健医療分野において，公認心理師はどのようにアディクション問題と出会うのだろうか．そのとき，公認心理師として何ができるのか？　アディクション問題をどう捉え，どのようにアプローチしていくのか？　医療というチームの中で心理職としての専門性は活かせるのだろうか？　本章では，このような問いを念頭におきながら，保健医療におけるアディクション臨床について実践的に論じていきたい．なお，医療現場では「依存症」，「患者」，「治療」という用語が使われることが多く，本章では内容的にそのまま現場での用語を用いていることを申し添えたい．

　保健医療の施設には，病院，診療所，保健所，精神保健福祉センターなどがある．アディクション臨床に関しては，依存症専門の医療機関もあれば，専門ではないがかかわっているところ，アルコール・薬物に関しては患者を受けてない機関もある．いずれの施設においても，医療ではアルコールや薬物など精神作用物質への依存は，医学的な診断基準として世界的に使われている WHO による「国際疾病分類」（ICD），およびアメリカ精神医学会による『精神疾患の診断・統計マニュアル』（DSM）により「疾患」として分類されている[1]．また，ギャンブル障害や窃盗症など「行為に関するアディクション」も，診断基準が設けられている．つまり医療においては「病気である」と捉えられ，治療の対象とされている．医療における治療は，必ず医師がおり，アディクション臨床を専門とするところは，医師以外にも，看護師，精神保健福祉士，作業療法士など，多職種チームで治療にあたっているところが多い．公認心理師もチームの一員として多職種と協働しながら業務を行っており，公認心理師が単独で治療にあたることはない．一般に医療において期待されている治療のひと

つに薬物治療があるが，依存症の治療においては，薬物治療が治療の主ではなく，身体管理や合併精神疾患の治療を行いながら，依存症状に対しては「心理社会的治療」が必須とされる．たとえばアルコール使用障害の薬物治療には，断酒補助剤であるアカンプロサートや飲酒量低減薬であるナルメフェンがあるが，いずれも使用上の注意事項に心理社会的治療を併用する必要性が記載され，診断治療ガイドラインにも「薬物治療は補助的役割を担い，心理社会的治療が治療の主体となること」が明記されている[1]．ここにアディクション臨床における，コメディカルスタッフ（医師以外の医療スタッフ）による活躍の場があり，「心理社会的治療」に公認心理師も貢献していきたいものである．心理社会的治療として広く普及している認知行動療法は，依存行動に対する認知を検討・修正し，回復に向かう行動を獲得していく治療法である．専門医療機関では，職種を問わず病棟やデイケア，外来グループなどで治療プログラムとして広く使われている．

　一方，アディクション臨床において，依存症にいたるほどの多量摂取，連用・乱用の背景には，依存症者本人の生きづらさや環境・他者との関係における困難さが認められることが多い．それらは，治療経過の中で本人から語られる成育歴や否定的な自己イメージ，対人関係の問題などからみえてくる．信田が指摘する「依存行動のもつ『自己治療』という機能は，彼らが生きるために必要なものだ」という点を考えれば[2]，依存行動を止めるだけの支援は本人なりの生きる術をただ取り去ることとなり，治療から中断するリスクだけでなく，苦しい生き方に孤立無援で向き合うことにもなりかねない．「安全・健康に生きるために，依存行動を断つ，あるいは低減する」ことにも取り組みつつ，依存対象を必要としなくても生きられるように，本人の生きづらさにも焦点を当てて回復支援をすることが重要であると考える．森田は，自己や他者への認知の回復には，依存行動の再発防止だけではなく，自分の感情や対人関係の対処スキル，トラウマ体験の整理などが必要になる，と指摘している[3]．この「生きづらさ」や「感情・対人関係の対処スキル」などの問題に対して，個人および集団の心理療法的アプローチはどのように役立つのか，その可能性についても論じていきたい．

　アディクション臨床におけるコメディカルの役割には，生活，仕事，家族な

ど環境調整が期待されることも多い．それは「患者を支える環境」は回復の土台をなす大切なものであり，心理面接の中でも環境へのソーシャルワークが求められるからである．その「環境調整」と「心理療法」の両輪で，心理アセスメントの力を活かしながら，アディクション臨床においてさらに多くの公認心理師が力を発揮していけることが期待される．また，公認心理師にそのような働きの機会を与えてくれる保健医療機関が増えていくことを願っている．

保健医療分野の公認心理師の業務は，それぞれの職場によって異なっており，治療のどの地点からどの程度かかわることができるかは限られている場合もある．心理職の専門性に挙げられる心理アセスメント，心理療法，集団療法はもちろん力をつけておきたいが，専門性はそれら治療枠の中のみで使われるのではなく，枠外で本人や家族にかかわるすべての場面において活かされていくべきと考える．心理学的理論や専門的技術が，「初診前の電話」や「治療プログラムへの導入」，「病棟での声掛け」など"枠外"での仕事においても水面下で発揮されていくよう，心理職の職域が拡がっていくことも期待される．本章で述べる心理としての見方・考え方，あるいは治療的アプローチが，各々の現在の仕事の参考になることを願うと同時に，可能ならその範囲を拡げていくきっかけにもなれば幸いである．

7.2 保健医療分野で出会うアディクション

a. さまざまなアディクション問題

専門医療機関で相談として挙がるアディクションの問題は，アルコール，薬物（違法薬物，処方薬，市販薬），ギャンブル，ゲーム・ネット，摂食障害，買い物，窃盗症，自傷など幅広い．そして，それらのアディクション問題にうつ病や不眠など精神的な問題や発達障害などが合併している場合も少なくない．また，それぞれのアディクションに関連する問題として，アディクション問題による DV，アルコール依存症の親をもつ子供の問題，自殺の問題，飲酒運転や物質使用障害による事件・事故など司法が絡む問題もある．また，ギャンブルによる借金問題，虐待，万引きなど，医療だけでは対応困難な問題もある．

b.　治療の始まりと初期のかかわりについて

　治療の始まりは，大きく分けると以下の3つに分けられる.

（1）本人からの相談

（2）家族からの相談・関係者からの相談

（3）他の精神疾患で治療中.　その背景にアディクション問題がある場合

（1）本人からの相談

　以前は，本人が自ら気づいて自ら治療を求めてくるケースは少なく，多くは一番身近な家族からすすめられてしぶしぶ受診する場合がほとんどだった.　近年は，インターネットで情報が得られること，また2013年にアルコール健康障害対策基本法が成立し啓発が進んだこと，マスコミで依存症が取り上げられることが増えたこと等々の社会変化もあり，本人が自ら相談の電話をかけてくることが以前より増えた.　それでも本人からの電話はやはり家族や職場など周囲からのすすめによることが多く，「周囲が困り，本人は否認」というアディクション問題の特徴は依然多くのケースにみられることである.　また，酩酊によるケガやケンカ，保護される，窃盗症や過食症の万引きなどで警察沙汰になったことが受診のきっかけになることもある.

　どのようなきっかけであるにせよ，本人が「治療」を求めてきたことは大きな一歩を踏み出してきたことである.「本人が何に困って来ようと思ったのか」,「どのような気持ちで来たか」を丁寧に聴き，受診したことを受容的な言葉で支持することが大切である.　多くのケースは「やめなければ／でもやめたくない／やめさせられたらどうしよう」などの葛藤と不安をもってくる.　もし公認心理師として，初診前のインテーク面接で会う機会があったら，必要な情報収集に加えて，いかに「限られた時間の中で丁寧に傾聴し，本人にとっての困りごとや葛藤の気持ちを正直に語ってもらい共感するか」に力を発揮したい.　短時間で「情報収集・傾聴・理解・共感」という心理職の基本を可能とするコツは，状況をつかみ本人の本音が出やすくなるピンポイントな質問である.　ピンポイントな質問ができるためには，アディクション問題や依存症の知識をきちんともっておくことも大事だが，多くのアディクション本人や家族の話を聴く体験を積み，さまざまな回復の道筋を思い描けるようになることが鍵

となる．臨床の力は患者から学ぶことでつけていくことが重要である．

　もし専門でない医療機関において，本人のアディクション問題に気づいたり話が出たりしたら，問題の深刻さや害がどの程度起こっているかアセスメントをしながら本人の話を丁寧に聴いて，治療についての必要な情報が渡せるようにしたい．専門医療機関の受診をすすめても，すぐにつながるとはかぎらず，特にうつや不安障害など精神疾患で長くかかっている医療機関から転院することは，現実的に簡単ではない．アディクション問題を主治医と共有し，その機関でできる介入を行うことも必要である．少なくとも，「本人がアディクション問題を話せる場になること」だけでも治療的に意味がある．

(2) 家族からの相談・関係者からの相談

　本人が受診しない家族のみからの相談は，原則的に医療ではカルテを作れない．家族からの電話相談において，状況をうかがいながら本人の受診可能性について相談する．また，家族のみでも支援が受けられるように地域の精神保健福祉センターにつないだり，自費の相談室や家族の自助グループにつないだりする．ファーストクライエントとしての家族を支えることや家族への対応は非常に重要である．

　本人に受診をすすめるのは家族だけではない．さまざまな関係機関，たとえば内科などの病院，福祉課など行政，企業の健康管理室，地域の支援センター等々が苦労してようやく専門医療機関へとつないでくれる場合は少なくない．精神保健福祉センターや保健所も，アルコール依存症の家族グループや，ギャンブル・薬物などの精神保健福祉相談を行っているが[4]，奥田が「保健所の心理支援では，困りごとはどのように複合的に絡み合っているのか，支援すべきは誰なのか，問題を整理し，解決の道筋を描いていく力が求められる」[5]と指摘しているように，保健所は治療を始める前段階の大変さがあり，そのかかわりの中で医療への電話につないでくれたことを頭において連携をとる．関係機関が辛抱強くかかわり，「一度だけなら受診すると言っている．本人から電話が入るのでよろしく」と連絡をくれる場合など，専門医療側としてもなんとかつながるよう全力で頑張るが，なかなかつながらないのがアディクションケースの現実でもある．

(3) 他の精神疾患の背景にアディクション問題がある場合

　うつ病や不安障害の背景にアルコールやギャンブルなどアディクション問題が認められるケースがある．うつ病の治療過程で酒量が増えアルコール問題を併発する場合もあるし，アルコール性のうつもある．もともとアルコール問題とうつ病は関連が深く併存する場合が少なくない[6]．また，うつ病や統合失調症，双極性障害などの人が，アルコールを飲むことで症状をコントロールしようとしたり，医療にかかるのを避けようとしたりすることもある[7]．発達障害とアディクション問題の併存も，注目されているところである[8]．これらの問題には本人も医療者も気づいてない場合があり，問題に気づくためには，こちらからアディクション問題への意識をもって具体的に聞いていくことが必要となる．

　また，本人の精神症状の背景に，家族のアディクション問題が影響している場合もある．たとえば，親のアルコール問題（暴れる父に常に脅かされていたこと，振り回される母を支え続けてきたことなど）により，対人関係における過敏さや，抑うつ症状による仕事や学校生活への影響が出ているケースなどである．このような関連問題において，特に子どもが巻き込まれている場合に，公認心理師による子ども本人への援助が期待されることもある．

7.3 ▶ 専門医療機関における治療

a. 治療の考え方

　アルコール使用障害の例を挙げたい．アルコール依存症の治療目標は断酒である．「アル中」と診断された時代から，断酒しなければ命にかかわるということで，断酒に向けた「管理」が治療の中心とされてきた歴史がある．現在も，本人や家族の健康と安全を守るためには断酒が治療としては最善とされている．しかし，依存症には「本人が依存症であると認めず，断酒するという決定を本人がせず，治療にもつながりにくい」という援助者にとって大きな壁となる「否認」という特徴がある．再飲酒を繰り返し「なぜこんな大変なことになっているのにやめようとしないのか？」と，援助者は疲弊する．信田は「依存症と認め酒をやめるかどうかは，本人の判断・選択に任されており，脅した

り騙したりして断酒させることは不可能である．断酒の必要性を認めず，飲み続ける態度を『否認』と名付けることで援助者たちはかろうじてプライドを保ち，『自分が依存症であることを認めないのが依存症である』という前提が定着されてきた」と述べているが[9]，依存症臨床で医療者の無力がいわれてきた経過が如実に表現されていると思う．患者からしたら「否認の病」といわれることは心外であろうが，現実的に，強い拒絶や伝わらない虚しさに「この人はまだ否認が強いよね」という言葉で医療者自身が自分たちを支えてきたことは否定できない．かつては，この「否認」の克服，すなわち依存症であることを認めさせることが治療の第一にあるとされたが，近年は，この「否認」と真っ向から戦わず，本人が認めなくても治療につなげる動機づけ面接技法による介入が主流になっている．良好な治療関係の中で動機を形成していくことから，治療関係の継続が優先されているのである．

また，断酒を治療目標とすると治療中断してしまうが，「減酒」（飲酒量低減）という治療選択肢が提示されることによって治療につながる患者が存在することは，近年実感するところである．断酒を治療の絶対的な目標に掲げず，「飲酒による害（ハーム）を減らす（リダクション）」ことを目的とするハームリダクションの考え方である．また，筆者は現在「減酒の治療グループ」にも取り組んでいるが，治療中断を避けるためだけでなく，軽症のアルコール依存症などでは，「減酒」で健康な生活を取り戻せているケースもある．実際の臨床現場でさまざまなアルコール使用障害の本人と会っていると，アルコール問題はスペクトラムであり，断酒か減酒か明確に分ける一線を議論するよりもその人の健康や社会生活における問題にいかに本人が向き合い続けられるかが大切であると感じている．信田は「ハームリダクションとは，やめる/やめない，の二者択一を放棄して，当事者の選択に任せること」と述べているが[10]，医療においても「治療の選択肢を提示して，相談しながら本人が選択し，それをサポートする」ということを繰り返す治療の考え方に移行しつつある．また，ゲーム・ネット依存，買い物依存など行為に関するアディクションでは，元からハームリダクションの考え方で治療を行っている．

b.　専門治療機関での公認心理師の仕事

　治療には，入院治療と外来治療がある．依存症によって生じた身体的な問題・精神的問題に対する治療を行い，離脱予防の投薬や断酒補助薬，抗酒剤など依存症にかかわる薬物療法も行われている．

　心理社会的治療としては，認知行動療法があり，個別の心理療法や集団療法などがある．物質使用障害の認知行動療法をベースとする治療プログラムとして，SMARPP（Serigaya Methamphetamine Relapse Prevention Program：スマープ）[11]や GTMACK（Group Treatment Model of Alcohol dependence based on Cognitive-behavioral Therapy, Kurihama version：ジーティーマック）[12]などは広く使われている．また，自助グループ，回復施設など，支援機関や社会資源につなぐサポートも行っている．

　公認心理師は，多職種スタッフとともに心理社会的治療において，職種問わず患者にかかわり，治療プログラムへの運営にも携わっている．また，心理検査を中心とする心理アセスメントや心理療法的に個別にかかわることが求められている場合もあり，主たる業務の内容は機関によってさまざまである．従来，狭義の意味での「心理療法」は，内省が自己理解と同時に葛藤を生み出しスリップ（依存行動の再発）を起こさせるので適応でない，といわれた時代もあった．一方，心理職サイドからも，依存症は対象外とされることが多かった．しかし，筆者は，アディクション臨床に必要とされる信頼関係の構築や面接技法などは，心理の専門性であり，広義での「心理療法的な力」はもっと活かされてよいのではないかと考える．治療の初期から公認心理師にかかわるようオーダーがくるケースは，発達障害や人格障害の特性があるなど診察でつながりやかかわりがもちにくい人であることが多い．「つながりにくい人とつながる，かかわりにくい人とかかわる」スキルやアプローチの工夫をもっていることが，心理の強みになっていくとよいと思う．

　心理社会的治療において，集団療法の力はエビデンスとともにその有効性が掲げられているが[13]，個別の心理療法はまだ治療の選択肢として必ずしも挙げられていない．フローレス（P. J. Flores）は，集団療法と個別療法は問題を映し出す鏡の役割を果たすという機能から，それらの併用が望まれる，と述べている[14]．集団も個別も，本人が苦しさや自己変容の揺れに，孤独に取り組

むことを緩和するが，それぞれの持ち味には異なる部分もあり，双方が補完的に機能することが望まれる．個別および集団の心理療法については，後で述べたい．

c. つながる/つなげる/つながり続ける

　筆者は 90 年代の終わりから，依存症の専門外来をもつ精神科クリニックに勤務しているが，その臨床の中で一貫して大切にしてきたことがある．それは「つなげていくこと」である．電話での相談を初診につなげる，初診ケースを 2 回目（再診）につなげる，継続治療につなげる，継続ケースを自助グループや社会復帰につなげる……．このさまざまな段階での「つなげること」をどう工夫して実践するか，つなげるために自分自身がケースとどう「つながるか」を常に考えてきた．医療においては，本人が来ないとカルテは作れない．来た本人が継続して来なくては治療はできない．「また来よう，このスタッフにまた会おう」と思ってもらえるとしたら，それは何がそうさせるのだろうか．ひとつには「この医療機関に来て，この担当者に会うことに意味がある」と思うからであり，もうひとつは「安心して話せる・本音が話せる」からであると思う．

　「来ることに意味がある」と思えるときは，その人のニーズに応えているときである．その人のニーズが，そのときは依存行動を止めることであるとはかぎらない．その人にはその人なりの困りごとがある．場合によっては「病院に来ていることで家族が怒ったり泣いたりしないで済むから来る」というニーズがスタートラインのこともある．ニーズを知るには，「正直な気持ちを話しても大丈夫，責められたりしない，本音も言える」というような安心感をもって話してもらうことである．ニーズを共感的に理解しつつ，治療意欲のない人を治療につなげていく技法である「動機づけ面接法」は，是非学んでおきたい技法である．実践的に有用な理論と技術が，つなげていくために大いに役立つ[15]．

7.4 ▶ 心理的アセスメント

　医療における「診断」や治療の方向性を決める際に心理的アセスメントも利用される．心理的アセスメントは，心理検査の他に，状態と状況を把握する面接と観察も重要である．アセスメントには以下のような視点が求められる．

（1）リスクアセスメント

（2）身体的なアセスメント

（3）生活・環境のアセスメント（経済的な状況，仕事，生活など）

（4）家族関係やサポートシステムのアセスメント

　上記に挙げたものは他職種もやっているが，公認心理師も心理アセスメントにおいて忘れずにやることが大切である．これらに加えて，心理検査を実施して結果に基づく「依存行動そのものの評価」「認知機能」「発達状態」「合併精神疾患」「パーソナリティ」「対人関係の特徴」などをアセスメントできるのは公認心理師の強みである．また，その人個人だけでなく，アディクション問題の社会的影響もみられるようにしておきたい．たとえば，会社が「酒が強くないとえらくなれない」などの価値観で無理強いし，多量飲酒にいたる場合などである．その集団価値に逆らえず多量飲酒するところに，その人の過剰適応や無理な生き方のパターンがないか，そこもアセスメントのポイントである．

7.5 ▶ 個別の心理療法

a.　人は人と出会うことで変化する

　「人は人と出会うことで変化する」．フローレスが，ボウルビィ（J. Bowlby）の愛着理論から心理療法の意義について説明したときに示唆された原則である[14]．アディクション臨床はさまざまな治療選択肢の中で，人の力を使って回復していく．後述する集団療法，そして，依存症からの回復に大きな役割を果たしてきた自助グループという存在．そのような人の中で「安心していられる場所と仲間の存在を得ること」の重要性を多くの専門家が指摘している．その「人」に安心感をもてるかどうかの入口に，治療に訪れて出会った医療スタッフの存在があることは少なくない．個別の心理療法は，「一対一でその人

にコンスタントに会い，その人に関心を寄せ続け，支持的・共感的にその人の話に耳を傾ける治療者と会い続ける」機会が保証される関係性である．そこでは，アディクション問題そのものについてだけでなく，身体的なつらさや生活の困りごと，治療を受ける上での不安や抵抗感，過去から現在までの自分自身のこと，家族のことなども話される．本人が自由に話せるように水を向ける適切な質問を出しつつ，信頼関係が損なわれないよう受容的に聴いていく．身体や生活の困りごとについてのサポートは，依存症状よりも本人が実感をもって困っていることなので，サポートしていくことはとても大切である．一方，変えられない現実としての困りごとは，「このしんどい状態をどこにも話せないで抱えていたらつらいだろうな」と思いながら寄り添い，耳を傾ける．構造化された継続面接に基づくよい治療関係は，自身に対する重要な変化をもたらすためのハードワークの基盤となる支えと安全感を作り出すとタタルスキー（A. Tatarsky）は指摘している[16]．公認心理師が基本として学んでくる面接の基本を活かして，信頼関係に基づく安定した関係性を継続することは，心の不安や痛みの軽減に寄与し，人に対する安心感をもつ基盤作りとなる．

　大切なことは，「安心していられること」と「正直な気持ちを言えること」，この2つを心理療法の場で提供できるかどうかである．カンツィアン（E. J. Khantzian）は「よいセラピストの条件として友好的，支持的で，共感的な治療関係の重要性を十分に理解している人」と述べている[17]．これは公認心理師が，人と人との関係の一端を担う立場として，胸に刻んでおくべきことと考える．

b. 「生きづらさ」という視点

　冒頭でも述べた通り，アディクション臨床において，依存症にいたるほどの多量摂取，連用・乱用の背景には，依存症者本人の生きづらさが認められることが多い．小林は，依存症者がもつ生きづらさについて，15歳までの間に明らかに家庭と学校の双方で安心・安全の居場所が脅かされている「明白な生きづらさ」と，自らの心理的安心感や満足感を犠牲にしても周囲の期待に過剰に応え続けようとする「暗黙の生きづらさ」とに分類している[18]．いずれも心理的孤立を抱え，物質依存との関連性が報告されている．カンツィアンとアル

バニーズ（M. J. Albanese）は，心理的苦痛に対する自己治療としてのアディクションを「自己治療仮説」として提唱しているが，背景にある「生きづらさ」あるいは「心理的苦痛」にフォーカスし，その苦痛を軽減する新たな生き方の必要性に言及している[17]．「生きづらさ」は，心理療法という治療枠の中で継続的に会う中でみえてくるが，こちからから言うものではなく心理師が心にその視点をもちながら本人の話に耳を傾け，本人自ら言葉にしてきたときには共感的，かつ受容的に聴いていくことが大切である．それは「掘り起こしていくこと」とは異なる．安心して話せる場を得て，本人が「話してはならない，感じてはならない」と封じ込めてきた思いを，言葉にしておろす場となればよいのである．また，話したいと思ったときに安心して話せる場や対象をもつと，他者への認知が少しずつ変わってくる．小林は「小児期逆境体験が人を頼れなくなり，物質や単独行動に頼ることになっているならば，回復支援とは，もう一度信頼対象を「物」から「人」へと引き戻す過程に他ならない」と述べている[19]．心理療法における支援の中心に掲げたいことは，公認心理師が信頼の対象となり，健康的で継続する対人関係と人への信頼を体験し，人の中で安心できる生き方をサポートすることである．成瀬が述べているように「ひとを信じられるようになると，ひとに癒されるようになり，アルコールや薬物に酔う必要はなくなる」[20]．その入口で，心理療法が役立つようになれればと思う．また，その「ひと」は最終的に心理療法を担当する心理師ではない．地域で暮らす本人の環境の中に位置する人々であり，公認心理師の支援はそこにつないでいくことである．

c.　事　　例
■事例：Ａさん，20代女性，　アルコール乱用，市販薬（鎮咳薬）乱用，自傷，過食

　関係機関からの勧めで受診．祖母，弟と実家で暮らす．風俗や短期間バイトなどでときどき仕事をする．診察と，アルコールデイケアに一度見学参加するが，参加に拒否もないがやる気もなく，断酒の気持ちもなく中断．主治医から提案された，公認心理師（T）による心理面接についても，特に拒否もなく会うことになった．

初回面接では，「別になんの期待もないし，でもイヤでもないし」と，淡々とした表情で語る．

あまり構えた時間にならないように，待合室で立ち話する延長のような会い方にした．予約の日時，「会うこと」の約束を大事に，面接ではAさんの関心ごとであるアルコール，自傷，市販薬，過食など，そしてAさんなりの"それらの組合せ"について，「いつから，どのくらい，どんな気持ち……等々」関心を寄せて耳を傾け続けた．症状についての話題は話しやすいようだった．アルコールや薬の乱用による「害」は，このような患者にはあまり通じない．「命にかかわる」と伝えても，「別に命はどうでもいいし」と返される．Aさんが避けたいことは「警察沙汰」とのことなので，それを避ける方法に絡めて「私がAさんを心配していること」を依存症の知識も少し混ぜながら伝えていった．しばらく経過した後，A：「（依存症状は）お母さんが死んじゃってからかな」と口にする．T：「そうなんだ．長いこと一人で頑張ってきたんだね．Aさんには回復を応援してくれる味方が必要なんじゃないかなって思う」と伝えた．

少しずつ予約時間の前に来るようになり，以前アルコールデイケアのオリエンテーションをした看護スタッフが，待合室で声をかけると話すようになった．面接の日は，「1日デイケアに出て，デイのお昼を食べる」ことになり，その日はデイケアルールとしてある「酒臭はNG」を守って参加．1対1の心理面接も続けており，話題は社会の出来事に対するAさんの思いなど広がりをみせてきた．自傷は止まり，アルコール乱用は少し減った．

個別の心理療法で，治療継続を大切に「本人のクロスアディクション（2種類以上のアディクションが同時に発症している状態）の問題を自由に話せる場」としての関係性を作り，集団療法につないだ事例である．面接では，Aさんの「依存行動の使い方」に関心を寄せつつ，心の中でAさんの生き延びてきた経過や生きづらさに視点を置きながら耳を傾けていった．そして母との関係が自発的に話されたことをきっかけに，関係性が深まり，外へ（集団療法へ）つなげるタイミングとなった．「生きづらさ」は，心理師が心の中にその視点を置きながら話に耳を傾けていくものであり，直接こちらから口に出すものではないと思っている．

d.　心理療法のリスク

　心理療法のリスクのひとつは，信頼関係が構築されつながりが継続してくると，双方の心理的距離が近くなることである．「自分にだけ話してくれた，何とかしてあげたい」という思いが公認心理師側にも強まるなど，本人と公認心理師の間に「共依存関係」が起こることがある．治療の一過程として，公認心理師が自覚のもとその関係性を使っていければよいが，抱え込みになったり，双方苦しくなって関係が壊れたりすることは避けなければならない．そのためには，密室性を避け，担当する公認心理師が本人を支えているようで，その医療機関全体が本人を支えているという構造を作ることが，安全な土台に支えられた関係性になる．主治医や多職種スタッフにも個別面接の状況は共有しながら進めていく．それは悪性の退行を起こさせることを防ぎ，公認心理師も他の医療者から支えられている構図を作ることである．公認心理師が安心感をもっていると，話す方も安心感がもてる．風通しのよいところで，ゆっくりと本人のペースで語ってもらうことができる．

　本人の合併精神障害や自我機能，病態水準に合わせて，コンスタントに会うことによるケア機能と，自分自身について言葉にすることによる自己洞察機能と，重みづけを調節することが必要である．むやみに自己洞察を深めると，葛藤を持ち帰りスリップにつながる．過去や家族関係については，「今まで言えなかった思いを言葉にできること」の意味と，「今までしまわれてきたこと」の意味との兼ね合いを考えながら，主治医とも相談して進めていく．筆者は，患者自ら語られてきた過去や家族関係の問題などについて，基本的に内省や洞察は促さない．本人にはどうしようもなかった現実であることが多いからである．言葉にされてきたときは，その人のつらさ，大変さに思いを馳せながら，共感的理解に徹する．本当に大変だったんだな，と思うとき「本当に大変でしたね」という言葉が自然と出る．

　現場にいれば起こることだが，共感的に真摯に耳を傾けたくても，感情的な言葉が飛んできたり，行動化が起こったり，嘘をつかれたり裏切られたり，アディクション臨床の場合は医療者側が苦しくなることもよく起こる．それに対し，陰性感情をぶつけていくようなかかわりは，アディクション本人が今までもってきた人間関係と変わらない．医療者も人であるので陰性感情をもつこと

は自然でもあるが，それは医療チームの中で支え合い，現場に戻る元気を取り戻してまた接することができるとよいのだと思う．その意味でも「大変なケース」は特に，（たとえ主治医と自分2人のチームでも）チームで取り組める方が安全である．また，公認心理師の専門性を活かして自身の陰性感情を振り返ってみるならば，「大変なケース」であるほど自分自身の自己愛的な問題や患者に対するコントロールの問題が出ていないか，チェックすることで持ち直せるかもしれない．

7.6　集団療法

a.　集団の力

　集団療法には，外来グループ，病棟グループ，デイケアなどがある．集団の力は，一言で言えないくらい大きい．グループが「安心の居場所・仲間の存在を得る」場所として使えるようになると回復が進んでくる．同じ状況の「仲間」の存在は，孤独感・孤立感を和らげ，当事者同士の交流から得られるものは，医療者には提供できないものである．また，グループで「本当はやめたくない」「実は週末飲んでしまった」などと正直に語る他者をみることは，「本当は自分もやめたくない気持ちがある」などと正直に話せることにつながることがある．他のグループメンバーの言動をみることは，その人の言動に変容をもたらす力がある．よくグループは「先行く仲間から希望，後からくる仲間から学び」といわれるが，回復段階が異なる集団であるとそのような治療的効果もある．スタッフは，職種問わずグループの場を提供するための共通する仕事を担い，グループにつなげることおよび継続利用を支援する．また，プログラムの企画・運営について，公認心理師も専門性や各々の得意分野を活かしながら，集団認知行動療法，ソーシャルスキルトレーニング，ストレスマネジメント，アンガー・マネジメント，アクティビティ，作業療法，リラクゼーションなど，積極的にかかわっていくことが望まれる．また，集団で起こるグループダイナミクスやパワーゲーム，怒りの転移などに対して，心理学的な理論や概念を使ってアセスメントできることも，集団に携わる多職種チームに貢献できる点となる．

b. 集団が難しいケース

　集団療法が効果的なことは前述の通りであるが，参加者の特性によっては，集団が向かないケースもある．ここでは発達障害と，人格障害について考えてみたい．

■発達障害

　発達障害について，朝倉は，「発達障害特性を持っている患者にとって，ミーティングは本質的にストレスフルなプログラムであると考えられる」と言及し，「長時間にわたる集中が求められること，ミーティングで扱われる内容が抽象的であること，感覚の過敏性があること」など集団を使った治療が必ずしも適応しない特性を挙げている[21]．筆者の経験からすると，発達障害の特性をもちながらも集団で孤立感を緩め，依存症から回復し社会復帰を果たしたケースは少なくない．特に軽度の知的障害や，本人が集団に苦痛を感じていない発達障害の場合は，周りのメンバーがサポーティブにかかわってくれることが多く，周りの力で集団に適応していく．しかし，一部の発達障害をもつ患者にとって，集団が苦痛になる場合もたしかにある．この場合，個別対応で，依存対象との接触を避ける生活リズムを作り，適応をあげることで精神的な安定と自信を取り戻す支援の方が適切である．

■パーソナリティ障害

　パーソナリティ障害について，集団に入ると病態水準が下がり，対人トラブルや他者への攻撃性，行動化が起きたりする場合がある．物質使用障害のうち，26.7％が境界性パーソナリティ障害の特徴をもつことが報告されており，その特徴としては，感情の調節困難と衝動性が挙げられ，集団治療において対人トラブルにつながるリスクが報告されている[22]．このデータからすると，物質使用障害の患者すべてにとって，必ずしも集団治療が適用とはいえないということである．境界例などのパーソナリティ障害の患者を集団治療に導入する場合，対人トラブルは異性問題，同性間の競合など周りのグループメンバーを巻き込んで，集団が安心安全の場でなくなってしまう場合もある．集団を守るためのルールや限界設定をあらかじめもっておくことが必要となるが，利用することが治療的かどうか導入前に慎重に検討すべきと考える．

7.7 ▶ 他領域との連携―産業領域との連携―

　最後に，あえて医療機関から医療外とのつながりをもっていくことについて述べ，外に開かれたアディクション支援に視点をもっていき本章を終えたい．アディクション問題は，他の疾患と比べて医療における治療単独で解決されるものではなく，医療以外の他領域にまたがる問題に対しても，他機関と連携していくことが望まれる．家族・子どもの問題や生活の問題などについては本書の他章において述べられているので，本章の最後では，医療と産業領域にまたがるアディクション問題について触れたい．

　産業領域におけるアディクション問題は，その数は決して少なくないものの，アディクション問題が治療の対象として共有され，治療につながっていくかどうかのところにハードルがある．医療との接点のひとつとして，近年増加しているメンタルヘルス不調による休職者の復職支援において，「アルコール依存症で休職中の患者」や「うつ病や適応障害の診断名で休職し，アディクション問題も有する患者」などのケースが認められる．医療においてリワークデイケアや心理アセスメントで休職者とかかわる公認心理師が，また産業保健領域において従業員の復職支援や予防にかかわる公認心理師が，アディクションの視点をもって問題性に気づき，見立て，介入できることは，今後大いに期待されるところである．

　産業領域には，先に述べた「周囲からの期待や束縛を受けて我慢を強いられてきた，過剰適応タイプの依存症」が，実は多く存在する．過剰適応と心理的孤立は隣りあわせである．職場でも孤立し，依存症治療でも「仕事があるだけ軽症．何もかも失ってない，もっと大変な人がいる」などと治療者にいわれてしまったり，自助グループにも馴染めず孤立感をもちながら，「耐える断酒」を続けていたりする．飲んでいたときは，無断欠勤や職場への迷惑など「困った人」として陰性感情をもたれていることが多々あるが，断酒し，しらふで自己を振り返る治療の中では，負い目や罪悪感，劣等感，孤立感などネガティブな自己イメージが多く語られており，他者の目や評価が気になるなど，周囲に対する過敏さが認められている[23]．このようなケースにも，心理アセスメントおよび心理療法的なアプローチによる問題性の整理と対処の支援を行い，産

業保健スタッフと復職後のサポートについて連携し，本人が仕事を失わないよう支援していきたいと思う．廣は，「職場モラルの面から看過できない例もみられ，アディクションへの対応も産業保健におけるメンタルヘルス対策として推進されるべきである」と指摘している[24]．産業保健領域における問題意識の推進に並行して，医療もアディクション問題をもつ患者の復職支援や仕事のサポートへの問題意識を高めていきたい．医療と産業の連携において，医師や看護師など他職種だけでなく，両領域の公認心理師もよい連携をとり合い，患者の支援に力を発揮できることが今後さらに望まれる．

7.8 　おわりに

　本章では，心理の専門性や強みをアディクション臨床に活かす可能性について述べてきたが，最後にもう一度ポイントを挙げたい．

(1) 心理としての専門性である「信頼関係に基づく関係作り」や「共感的理解」は，アディクション臨床における支援では重要な柱となる．支援を求めてきた人とつながること，必要な治療・援助につなげていくことに専門性を活かしていきたい．「つながりにくい人とつながる」「かかわりにくい人とかかわる」ことへの多彩なアプローチ力も身につけておきたい．

(2) 心理学的な理論や概念を踏まえ，面接や観察，心理検査を用いて支援に役立つ心理的アセスメントが行えるようにしたい．これは，治療の方向性を決めることに貢献するとともに，本人の自己理解の援助，さらに治療チームがケース理解を深め足並みを揃えることにも貢献し得る．

(3) 継続的で保障された時間枠の中で丁寧に話を聴く個別心理療法において，人への信頼を取り戻す入口となる関係が提供できるようにしたい．小林が述べている「過去の傷つきで断ち切られた，人へのネットワークを再構築すること」[18]につながる安定した関係の構築は，「生きづらさ」や「対人関係の問題」，「自己や他者への認知」などに治療的アプローチがなし得るものである．

　これらの強みが実践的に活かせるものとなるように，自己研鑽を積みなが

ら，臨床に真摯に取り組むことが重要である．特に患者から学ぶ姿勢を常にもっておくことが大切であることは強調したい．加えて，公認心理師がアディクション臨床におけるチームに貢献できる存在となるためには，多職種チーム，他支援機関，他領域の公認心理師等々とのよい連携，オープンなコミュニケーション，開かれた心理支援ができることも大切である．今後，より多くの公認心理師が，さまざまな場面でアディクション臨床にかかわっていけることを心から願っている．　　　　　　　　　　　　　　　　　　〔河西有奈〕

▶文献

1) 樋口　進・斎藤利和・湯本洋介（編）（2018）．新アルコール・薬物使用障害の診断治療ガイドライン　新興医学出版社
2) 信田さよ子（2000）．依存症　文藝春秋
3) 森田展彰（2019）．アディクション問題における認知とその修正　信田さよ子（編）　実践アディクションアプローチ（pp.50-66）　金剛出版
4) 津川律子・江口昌克（編）（2019）．公認心理師分野別テキスト1　保健医療分野―理論と支援の展開―　創元社
5) 奥田由子（2018）．公認心理師のための職場地図，保健所　臨床心理学，*18*(4)，399-400.
6) 松本俊彦・小林桜児・今村扶美（2012）．うつ病性障害患者における問題飲酒の併存率―文献的対照群を用いた検討―　精神医学，*54*(1)，29-37.
7) Inaba, D. S., & Cohen, W. E.（1997）. *Uppers, downers, all arounders: Physical and mental effects of psychoactive drugs*. Schaumburg, IL: CNS Publications, Inc.
8) Butwicka, A., Långström, N., Larsson, H., *et al.*（2017）. Increased risk for substance use-related problems in autism spectrum disorders：A populations-based cohort study. *Journal of Autism and Developmental Disorders, 47*(1)，80-89.
9) 信田さよ子（2014）．依存症臨床論―援助の現場から―　青土社
10) 信田さよ子（編）（2019）．実践アディクションアプローチ　金剛出版
11) 松本俊彦・今村扶美（2015）．SMARPP-24―物質使用障害治療プログラム―　金剛出版
12) 久里浜医療センター（2019）．アルコール依存症の集団治療プログラム（第1版）. https://kurihama.hosp.go.jp/research/pdf/gtmack.pdf（2021年1月14日）
13) Orchowski, L. M., & Johnson, J. E.（2012）. Efficacy of group treatments for alcohol use disorders：A review. *Current Drug Abuse Reviews, 5*(2)，148-157.
14) Flores, P. J.（2004）. *Addiction as an attachment disorder*. Lanham, MD: Jason Aronson. （フローレス，P. J.　小林桜児・板橋登子・西村康平（訳）（2019）．愛着障害としてのアディクション　日本評論社）

15) Miller, W. R., & Rollnick, S.（2002）. *Motivational interviewing: Preparing people for change* (2nd ed.). New York, NY: Guilford Press.（ミラー，W. R., ロルニック，S.　松嶋義博・後藤　恵（訳）（2012）．動機づけ面接法　星和書店）

16) Tatarsky, A.（2012）. *Harm reduction psychotherapy*. Rowman & Littlefield Publishers.

17) Khantzian, E. J., & Albanese, M. J.（2008）. *Understanding addiction as self-medication: Finding hope behind the pain*. Rowman & Littlefield Publishers.（カンツィアン，E. J., アルバニーズ，M. J.　松本俊彦（訳）（2013）．人はなぜ依存症になるのか—自己治療としてのアディクション—　星和書店）

18) 小林桜児（2016）．人を信じられない病—信頼障害としてのアディクション—　日本評論社

19) 小林桜児（2019）．物質関連障害および嗜癖性障害と小児期逆境体験　精神医学，*61*，1151-1157.

20) 成瀬暢也（2020）．物質使用障害とどう向き合ったらよいのか　松本俊彦（編）（2020）．物質使用障害の治療—多様なニーズに応える治療・回復支援—（pp.15-36）　金剛出版

21) 朝倉　新（2013）．重複診断症例の臨床的特徴と治療④—発達障害—　精神科治療学，*28*，375-379.

22) Trull, T. J., Freeman, L. K., Vebares, T. J., *et al.*（2018）. Borderline personality disorder and substance use disorders: An updated review. *Borderline Personality Disorder and Emotion Dysregulation, 5*. https://doi.org/10.1186/s40479-018-0093-9

23) 河西有奈・金田一賢顕（2020）．アルコール問題を有する休職者が語る復職への不安と課題—アルコールリワークプログラムの実践から—　日本アルコール関連問題学会雑誌，*21*（2），47-53.

24) 樋口　進・廣　尚典（編）（2019）．職場×依存症・アディクション—「はたらく」を支える！—　南山堂

司法・犯罪分野におけるアディクション

司法・犯罪分野の心理支援

a. 司法・犯罪分野の支援対象

　司法・犯罪分野における直接的な心理支援の対象者は，①犯罪行為に至った成人（精神鑑定や医療観察法（心神喪失等の状態で重大な他害行為を行った者の医療及び観察等に関する法律）の対象者を含む）や非行少年（その疑いのある人，このまま放置すればそのおそれが一定程度高いと認められる人も含む），②その家族，③犯罪被害者などのほか，④民事上の紛争，訴訟に関する問題を抱える人々である.

　アディクションの問題は，上記すべてにかかわる可能性があるが，筆者の臨床活動は主として①に対するものであるため，本章では，アディクションの問題を抱える犯罪者（受刑者）や非行少年と，彼らへの心理支援を中心に取り上げる.

b. 刑事政策と司法プロセス

　医療，教育，福祉などの他分野とは異なる「司法・犯罪分野のアディクション臨床」の特徴とは，端的に言って，国の刑事政策に基づく司法プロセスの上で展開されることである.

　刑事政策とは，犯罪の防圧又は犯罪人等の改善的処遇を目的とした国等によってなされる活動である[1]. そして，しばしば強力な権力を付帯するものであるだけに，犯罪や刑罰の定義，法的処分を決める諸手続は，きわめて厳密に定められている. この分野で働く主たる専門家は，警察官，検察官，裁判官，書記官，刑務官といった人たちであるが，心理職も，図8.1のように多くの機関に配置されている. そして，心理支援は，将来的，間接的に社会の安全の実

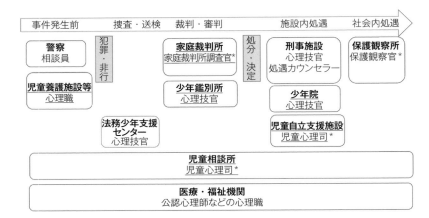

図 8.1 刑罰法令に違反した人等を対象とする心理支援組織と心理職

・囲み枠の太字は機関名，下段は職名である．代表的な心理職のみを示したものであるが，これらの職の者すべてが心理職とはかぎらない．たとえば，警察の相談員にはカウンセリング技術を習得した警察官も含まれるほか，家庭裁判所調査官は法学，社会学などをバックグランドにもつこともある．
・下線は，少年非行に関する支援である．
・心理職の正式名称は各組織で異なるが，法令に定めのあるものについては，＊を付した．なお，保護観察において保護司＊があるが，心理職としての位置づけではないため，ここには掲載していない．
・矯正施設における心理技官とは，組織内外に広く浸透している略称であり，正式には法務技官（心理）という．
・法務少年支援センターは，少年鑑別所が地域援助業務を行う場合に用いる名称である．検察内の「再犯防止等の刑事政策的取組の推進を担当する部署」による入口支援に際して，依頼により知能検査，認知検査等を行うことがあるほか，事件発生以前，および社会内処遇の段階で支援を行うこともある．
・捜査の段階で年少の子どもが対象の場合，警察の心理職が関与することも検討されることがある．
・児童相談所，児童養護施設，児童自立支援施設の支援は，原則として 18 歳までである．
・被害者支援に関する心理支援については，他の文献（たとえば文献[2]）を参照されたい．

現に寄与するであろうという前提の下，刑事政策上の正当性をもつものとなる．

8.2 ▶ 犯罪・非行とアディクション

a. 二つの架空事例

　読者の理解を助けるため，以下に，司法・犯罪分野におけるアディクション
が関係する事例を紹介する．

■事例：A さん，37 歳男性，罪名：強制わいせつ

　A さんは，高校卒業後，運送会社で真面目に働き，20 代後半で結婚し，子
どもにも恵まれた．取り立てて趣味もなく，実直に家族を養うことで自分は満
足だと思ってきたが，ある日，銀行口座の残高がないことに気づいた．妻が，
仕事で忙しい A さんの留守中，「寂しさを紛らわせるため」クレジットカード
で買い物をし続けた結果だった．消費者金融からの借金も見つかった．A さ
んは，妻子のためにその返済を肩代わりしたのだが，結局子どもを養うことが
できなくなり，夫婦関係も冷え，小さなアパートでの単身生活となった．

　しばらくして，A さんは仕事の帰り道，わざわざ遠回りして，夜道を歩く
女性を物色するようになった．人気のない道で，背後から女性に抱きつき，乳
房や陰部を触って逃げるという犯罪を繰り返していた．いつか捕まると思って
も，「今日で最後にすればよい．」という考えが浮かぶと，どうにも衝動が抑え
られない状態だったという．半年ほどして逮捕され，A さんは裁判の結果，
懲役受刑者となった．

　刑務所の心理技官（心理職）との面接で語られた A さんのこれまでの人生
は，堅実ながらも温かみには欠けるものだった．犯罪に至るときには，酒に
酔っていることも多かった．両親とは疎遠になっており，受刑中は親族の面会
もなく，手紙のやりとりも帰住先となった支援団体職員以外になかった．

■事例：B さん，18 歳女子，非行名：麻薬及び向精神薬取締法違反

　B さんは，深夜繁華街で警察に補導された際，MDMA の所持が発覚し，逮
捕され，家庭裁判所に事件が送られると同時に，少年鑑別所に入所した．ここ
で審判（成人でいう裁判に当たる，少年法上の措置）を待つ間，心身のアセス
メントを受けたが，この期間に明らかになったことは，以下のような B さん
の生い立ちだった．

　B さんは，実父の暴力にさらされて育った．B さんも理不尽な理由でよくぶ

たれたが，Bさんにとってそれよりも深刻だったのは，酔った父の母への暴力だった．長女であるBさんは，いつも泣きながら父を止めていた．何とか義務教育を終えたものの，「経済的な理由」によって志望校への進学をあきらめて以降，Bさんは，親の監督下からまったく外れた生活に陥った．家に寄りつかず，不良のたまり場で毎日を過ごし，金がなくなれば年上男性の世話になっていた．タバコ，酒，勧められるものは何でも試す中で，MDMAも乱用したという．

家庭裁判所での審判の結果，Bさんは少年院で半年程度の教育を受けることとなった．そこでは，厳しい規律の下個別担任が濃密にかかわり，その結果Bさんは初めて，自分の非行と生い立ちとをつなげて考えることができるようになった．その後，社会に戻って保護観察の指導を受けた．民間の篤志家である保護司の指導を受けていたが，その後，生活は十分安定していると認められ，保護観察も終了となった．

b. 犯罪・非行，その奥にアディクションがある

繰り返される違法薬物使用や性加害は，アディクションである可能性が高いと同時に，それ自体が刑罰法令で禁止されている行為である．また，病的な万引き，反復される家庭内暴力や子の虐待（性虐待含む）も，同様に司法の手が入りうる．これらは，司法・犯罪分野のアディクションとして，イメージしやすいものであろう．

しかし，受刑者や非行少年の人生には，罪名や非行名にかかわらず，さまざまなアディクションの問題が横たわっていることが少なくない．上記の例でも，犯罪・非行そのものがアディクションといえるだけでなく，背景には，深刻な別のアディクションの問題があった．飲酒，ギャンブル，暴力，女性では買い物，自傷行為，過食，異性関係，また最近では若年層のネットへのアディクションも，現場ではしばしばみられるものである．矯正施設の心理職は，対象者の犯罪性や非行性を理解し，それに対する介入を見出し展開するのが本務であるから，罪名・非行名の奥にあるアディクションの問題を突き止め介入策を考えることも重要な仕事である．また，8.1.a項に述べた支援対象者の②から④も，アディクションの問題を抱えていることがある．

8.3　心理支援と心理教育

a. 矯正施設における心理・教育的援助

　刑務所や少年院は，犯罪性や非行性の改善を目指し，個々の対象者の変化を促す矯正施設である（他方，前述の少年鑑別所は，審判に資するため，非行少年の心身のアセスメントを担う）．これらの施設では，無論，アディクションの問題についても，治療的・教育的介入が行われる．矯正施設への収容自体，再乱用や再犯への強制的な消極的介入といえるが，重要なのは，強制的な収容や厳しい規律という「枠」がなくてもアディクションから解放されるようになることなので，そのために，この「枠」がある間に彼らの変化を目指して働きかけを行わねばならない．

　基底原則となるのは，受刑者や非行少年を必要十分に保護する機能である．心情が安定し，職員をある程度信頼して，日々の日課に落ち着いて取り組めるようになることが，「変化」への基盤づくりとなる．

　矯正施設における治療的・教育的な処遇は多様で幅広いものだが，その中でも，アディクションの問題をもつ対象者に対して実施されうる心理・教育的なプログラムを表8.1にまとめた．ここに挙げたのは，一定の指導要領や指導者用マニュアル，そしてワークブックが整備されているものである．刑事政策の一環として行われるこれらのプログラムは，行政上の役割を踏まえて，セラピーやカウンセリングといった位置づけではなく，教育的介入であると位置づけられ，成人（刑務所）では改善指導と呼び，少年（少年院）では生活指導と呼ばれる．ただし，いずれも，心理療法的な要素が多分に含まれ，認知行動療法のほか，リラプス・プリベンション[3,4]，マトリックス・モデル[5]，動機づけ面接法[6]，グッドライブズモデル（犯罪者の再犯リスクよりも，犯罪者がもつ人間としての可能性，強み，善なる資質を重視する新しい犯罪者処遇の枠組み．一般市民と同じく，犯罪者にも自身を成長させ，幸せを手に入れることができるという倫理的前提をもつ）[7,8,9]，呼吸法やリラクゼーションといったものが取り入れられている．個別的な対応で実施することもあるが，グループワークや集団指導を想定した作りになっている．特に刑事施設では，受刑者間のやりとりが紡がれる中で，グループの力が大きな役割を果たす．彼らの多く

表 8.1　アディクション臨床に関連の深い矯正施設のプログラム

	名称	目的と概略
刑事施設	薬物依存離脱指導	薬物使用にかかわる自分の問題性を理解し，再使用に至らないための具体的な方法を考えられるようになる．リスクアセスメントを経て，必修プログラム，専門プログラムおよび選択プログラムが実施される．2〜12 単元．
	性犯罪再犯防止指導	性犯罪につながる認知の偏り，自己統制力の不足といった自己の問題性を認識し，その改善を図り，再犯に至らないための具体的な方法を習得する．性犯罪者調査を経て，密度別プログラムのうち 1 つが選択される．単元数は，プログラムのタイプにより異なる．
	アルコール依存回復プログラム	飲酒が心身の健康をむしばむ，また犯罪につながるおそれのある者が，再飲酒しない生活を可能にする力を獲得する．なお，アルコールが関係している交通事犯者については，「交通安全指導」という別プログラムの中に，この内容を含めて実施することが多い．12 単元．
	暴力防止指導	暴力犯罪受刑者および過去に暴力の問題を有する者（児童虐待，家庭内暴力を含む）が，暴力に頼らない問題解決方策を獲得する．自分の認知の癖やこれまでの対人行動パターンなどについて振り返り，怒りの統制法に加え，適応的な交流方法を学び直す．18 回．
少年院	薬物非行防止指導	薬物の害と依存性を認識するとともに，薬物乱用に至った自分の問題性を理解し，薬物を用いない人生を生きられるようになる．SMARPP[12]を取り入れている．11 庁が重点指導施設として指定されている．
	性非行防止指導	性に対する正しい知識を身につけ，自分の性非行への認識を深め，再加害せず適応的に生活する方法を身につける．2 庁が重点指導施設として指定されている．性非行に特化したアセスメントツールも導入されている．
	暴力防止指導	暴力または暴力的な言動により問題解決を図ろうとする自分の認知の特徴や自己統制力の不足を理解し，暴力に頼らずに生活する方法を身につける．
	家族関係指導	非行の要因となった家族の問題を正しく認識し，保護者やその他の家族に対する適切なかかわりについて学ぶ．

・文献[13,14,15,16]をもとに作成．
・これらのプログラムに編入される者すべてがアディクションの問題をもっているわけではないことに留意されたい．
・単元数と回数表記については，法務省公表のものをそのまま掲載した．

は，それまで温かい人間関係を十分に体験してきておらず，自分の話を他者にしたり，自分の生き方を他者のそれと比較して眺めたり，共感してもらったりするということから遠いところにいた歴史が長い．矯正施設内でのグループへの参加は，当初は自ら望んだものではなかったかもしれないが，彼らには新鮮なものでありえ，ヤーロム（I. D. Yalom）が指摘するような集団療法のメリットを享受できる機会になりうる[10]．

　また，刑事施設では，個々のさまざまな再犯リスクや介入すべき部分を同定し，介入の効果を上げるためのアセスメント結果を踏まえて更生のためのプログラムが実施されるべきだという RNR 原則（risk-need-responsivity principles）[11] にのっとって，既定のアセスメントやスクリーニングの手続を備えている．その上で，対象者や受講プログラムの種類が選定され，刑務作業や刑期とのバランスを図りながらプログラムを受講することになる．

　紙面の都合上すべてを詳しく説明できないが，たとえば性犯罪に関しては，カナダのプログラムを参考に，2006 年度から性犯罪再犯防止指導が導入された．現在では，教育内容の密度と教育期間，対象者の反応性などに応じて，高密度，中密度，低密度，集中，調整という 5 種のプログラムのほか，準備プログラムやメンテナンスプログラムといった，メインのプログラムの前後に実施されるプログラムも走っている．

　他方，少年院では，刑事施設よりも小さな集団で処遇を展開する．このため，薬物，暴力といった特定の問題に特化して一定の人数を集めることがしばしば難しい．少年の場合，収容期間も成人受刑者と比較して短いため，プログラムは，個別的な面接，個別担任とのやりとりの中で進める場合もある．

　さらに，少年においては，非行の背景に，本人のアディクションのみならず，家族のアディクションの問題が深刻だという場合が少なくない．少年院の長は，在院している少年の保護者に対し，必要な指導や助言などを行うことも可能なのだが，あくまで保護者は，矯正教育の効果を上げるための協力者として位置づけられ，治療・教育の中心的対象者は在院している少年個人となる．

b.　臨床現場での実践

　2018 年の刑事施設における受講開始人数は，薬物依存回復プログラムが

9,728 人，性犯罪再犯防止指導が 797 人であった（アルコール依存回復プログラム，暴力防止指導については受講者数は公表されていない）．少年院における同年薬物非行防止指導受講者は 192 人，性非行防止指導は 188 人，暴力防止指導は 514 人，家族関係指導は 686 人であった[14]．

　プログラムの内容や受講人数という基本情報はシンプルに表や数字で表せるが，アディクションにかかわるグループワークの「現実」となると，すっきり説明することはなかなかに難しい．初め受講者は，「指導」に対して不安や抵抗感をもっているのが普通なので，否認，拒絶，不信，反抗，はぐらかし，対立あるいは迎合といった態度や構図があらわになりやすい．受講者にとってもグループを進める指導者（セラピスト）にとっても，緊張の連続となる．その後，グループの凝集性や指導者との関係性を支えにして，動機づけの変容，人間関係の歴史への内省，犯罪事実への直視，人生をやり直したいという切望の表現，そして被害者心情に近づくことへの逡巡などが立ち現れる．スーパービジョンでは，転移，グループ成員の関係性の問題についてしばしば検討される（性犯罪受刑者とのグループワークの実際については，文献[17]参照）．

　また，心理・教育的介入の有効性の検証結果も発表されている．藤田らは，民間のリソースを活用した官民協働による刑事施設（いわゆる「PFI 方式」による刑事施設）において，犯罪の背景にアルコールの問題がある受刑者へのプログラムの結果，対象者の心理評価尺度に好ましい変化が生じたことを報告している[18]．別の PFI 施設では，もともと海外の薬物関連犯罪者に一定の効果を見出している「治療共同体」を薬物犯に限らず用いた結果，再入所率が減少した[19]．累犯薬物犯受刑者に対して，情動や意欲の重要性に着目し，マインドフルネスや目標設定に重点を置く認知行動療法プログラムを展開し，プログラム受講直後の内的変化を測定し，一定の効果を報告する研究もある[20]．

　また，最近，窃盗の累犯者に対する介入が叫ばれている．法務総合研究所は，全国的な調査結果から，累犯の窃盗受刑者に対するプログラム構築の必要性を指摘した[21]．こうした介入は，これまでも各地の矯正施設がそれぞれの工夫を凝らして展開してきているのだが，全国的に標準化されたものはない．また，対象者は，社会に出ても生活費がないために万引きを繰り返す高齢受刑者なども入っており，累犯イコール窃盗症というわけではない．さらに，女子

受刑者では特に万引き犯の比率が高いことから，女子受刑者（特に高齢者）を対象にした窃盗再犯防止に特化したプログラム策定の模索が続いている[22,23]．

社会内処遇を担う保護観察所には，回数は5回程度と短いものであるが，保護観察対象者に対する「専門的処遇プログラム」がある．現在，性，薬物，暴力，飲酒運転に関する4種類が展開されている．また，刑法等の一部を改正する法律及び薬物使用等の罪を犯した者に対する刑の一部の執行猶予に関する法律が2016年6月に施行された．受刑期間の一部執行猶予となった薬物使用等の罪を犯した累犯者は，必ず保護観察が付されるため，地域連携も含めてこれまでよりも継続的な社会内フォローが可能になり，薬物へのアディクションから回復するための治療や援助を受ける可能性を大きくできる．令和元年の一部執行猶予による出所者は，1,182人であった（ただし，すべてが薬物犯ではない）[24]．

また，少年鑑別所は，適切な処遇選択をするにあたり，アセスメント機能を有するが，既述の事例Bのように，ここで初めて本人や家族のアディクション問題が明るみになることもしばしばある．アセスメントのプロセスの中で，少年たちが非行とそれに関連するアディクションについて語り，変化に向けて成長する動機づけが刺激されれば，治療的かかわりはもうこの時点で始まっているといえる．

c. 支援の前提，基本となる考え方

アディクション臨床の基本的な理念や技術は，分野を問わず共通していて，それらは本書の前半ですでに論じられている．一方で，アディクションの問題を抱えた犯罪者（受刑者）や非行少年と出会うとき，その支援は，彼らが自分の罪（つまり自分の悪の部分）を見つめたり，自分が不幸にしてきた人たちの心を理解したり，その上で，彼らが自分の責任を抱えながらこの先どう生きていくかを考えたりする作業に沿うことが含まれているべきである．

アディクションの問題をもつ人を司法プロセスの中で処分・処遇することへの批判も聞かれる．彼らは受刑者として刑務所に行くのではなく，患者として病院に行くべきであるという主張である．たしかに，アディクションの問題に苦しむ人たちに医療や医療モデルによる心理支援はきわめて重要である．常習

的な薬物乱用を，意志の弱さ，道徳心のなさだけで説明できるとは思えない
し，厳罰を科せば依存が治る，曲がった根性を矯正教育で叩き直すべきだとい
う心理職にも会ったことがない．ただしその一方で，司法・犯罪分野における
対象者は，アディクションの問題と同時に反社会性といった問題も併存させて
いる場合が少なくない．罪名や非行名に暴力，詐欺，交通犯などが含まれてい
ることはしばしばある．稀ではあるものの，「刑務所に来たから薬を辞めよう
とは思わないです．むしろ，ここにいる分稼げなくなったので，外に出たら売
人に戻ります．あるいは，医者に薬物依存者だと診断してもらえれば（精神障
害者保健福祉）手帳が取れるし，年金や生活保護もあてにしてます」，「私は，
本当は犯罪者ではなく病気なので，刑務作業も指導も不要です．精神科に通わ
せてくれればいいんですよ．盗んだ金額だって少額ですから」という受刑者た
ちと出会うと，彼らが精神障害の診断基準に当てはまるとしても，医療的ケア
のみで十分なのだろうかという疑問を筆者は禁じ得ない．

　小林は，アディクションを「信頼障害」と位置づけ，虐待や親との別離にま
つわる外傷体験などの不遇な生育歴の中で，アディクトたちが他者を信頼する
ということを十分学んできていないことを指摘している[25]．この記述は，筆
者がこれまで出会ってきた受刑者や非行少年の多くにそのまま当てはまる．上
述の反社会性をもつ受刑者などは，大抵「信頼」をめぐるトラウマだらけであ
るといえるのである．そして，人間がどうやって信頼感というものを獲得する
かを考えてみれば，その「材料」になるのは，やはり，生身の人との，日常な
んということもない，安全で温かいやりとりなのだろうと考える．たとえば，
朝きちんと挨拶する，活動を共有する，食欲がなければ心配される，ルールを
守らなければ見逃さずに怒られるというような，ローカルレベルのやりとり
が，いわばパイ生地のように積み重ねられて一定の厚さになると，何かを包め
るようになり，高熱に耐えられるようになり，そしてそれらが人間「味」を生
んだりするのではないかと考える．

　だとすれば，少年院はもちろん，刑務所で行われていることも，筆者にとっ
ては「信頼のパイ生地」を作る作業と定義できる．グループワークの中で，あ
るいは刑務作業にかかわる刑務官との会話の中でも，受刑者や非行少年たち
は，勘繰り，試し，抵抗し，しかし同時に心配され，与えられ，聞いてもらう

という体験を積み重ねている.「信頼してみる練習」をしているといえるように,筆者にはみえる.

d. 臨床技量をあげるためにできること

第一に,アディクションにまつわる心理臨床の実践は,すでに司法・犯罪分野以外から多くのインプットがある.これらについてアンテナを張り,オープンであることは,ただでさえ閉鎖的になりやすいこの司法・犯罪分野において,重要である.特に薬物,ギャンブル,自傷行為,ゲームやインターネット,食行動にかかわるアディクション問題については,医学,脳神経学,生物学,社会学,経済学的な視点から,日々豊富な知見が発信されている.

第二に,自分に気づくことの重要性はいくら強調してもよい.司法・犯罪分野の心理支援は,加害と被害を日常的に扱うから,相当の感情労働が伴う.また,対象者のアディクションの背景にある喪失の歴史,社会復帰に対する絶望感などを聞いても,支援者として消耗感を抱くことが多い.対象者が,「信頼障害」からこちらを挑発し,苛立たせるような言動を繰り返すこともあるほか,粗暴な人から自身が暴力を振るわれないよう,面接中気をつけねばならない場合もある.内省,自己洞察,自身による身体のスキャニングなども含めて,自分をモニターできることが推奨される.自身のアディクション傾向が賦活されていないかも,点検しておくことが必要だろう.

ここで間違いなく重要なのはスーパービジョンである.対象者の「加害者性」と「被害者性」のどちらかに引きずられすぎないために,対象者とのやりとりの中で気づいていない重要なヒントを見つけるために,また自身の傷つきや疲労に気づくために,努力してこの時間を確保すべきである.

第三に,性犯罪や性非行のケースに苦手意識をもつ心理職は多い.とかく「難しい」という声を耳にするが,この要因の一部は支援者側にある.性をタブー視する日本の文化は,古事記の時代から,性を,指示語,婉曲語,あいまい語で表現し,あからさまな表現を忌避してきた[26].だから我々は,「普通の感覚」をもっていればいるほど,性犯罪の詳細についてはもちろんのこと,性にまつわる一般的な事柄について話題にすることにすら抵抗を感じやすい.こうした場合の自己研鑽の第一歩は,まず「言葉に慣れること」である.我々の

脳に染み込んだ忌避の態度，それとセットになっている罪悪感や羞恥心の影響力を減じるために，自分が性的な言葉を「発声する」ことに慣れよということである．筆者は，後輩たちには，帰宅後，窓を締めた風呂場で，リラックスしながら「わいせつな」（だと刷り込まれてきた）語を声に出してつぶやいてみるよう助言している．書物で性に関する日本語を読む（見る）だけでなく，口と耳を使った方が慣れは早い．安全な場所で，今まで口にすら出したことがない「恥ずかしい」「どぎつい」言葉に慣れ，そうした語を発している自分を観察できるようになると，性犯罪や性非行に至った人に正面から向き合いやすくなる．そして，その態度は，相手との対話を通常の場合促進し，性という人間にとって本質的な部分で生じた加害行為と，その裏にある人間の根源的な欲求や性質に近づくことを可能にする．

　第四に，司法・犯罪分野の臨床では，ときに「共感的」ではないものが必要になるかもしれない．すなわち，立場性という問題である．信田は，虐待やDV 被害者への支援は，中立性という心理療法の根幹部分と齟齬を生じることがあること，支援者は，加害者と対極する被害者＝クライエントの「味方になる」という立場を明確化する覚悟が必要であることについて述べている[27]．加害者への支援は，これとネガポジの関係で，被害者支援と同様に中立性が担保されない局面がある．支援の対象者が，被害者を作ってきたという事実，つまり支援関係が生じた起点を意識し，被害者の存在を気にしながら仕事をしなければならない．目の前の対象者の主観的幸福，成長への支援にのみ資源を投入することは，刑事政策のもつ本来の使命から外れている．被害がそこにある場合，将来的に被害が再び生まれるおそれがある場合，「私はあなたの味方にはならない」という立場を明確化する場合があるという覚悟をもつ必要がある．その上で，彼らがずっと以前に封印してしまった温かい人間性を掘り起こし，それを使えるようにしていくこと，社会に戻ったときに，自分の責任を受け入れ，生きていけるよう成長への支援を目指すことが，この分野の倫理上の「技」である．

8.4 ▶ 最近の動向と課題

a. 最近の動向

　司法・犯罪分野におけるアディクションの心理臨床は，この問題がより深刻だといわれている海外諸国で，臨床家，研究者，当事者により活発に論じられてきた．行政機関がアディクション関連の犯罪の統計値のみならず，効果のあるプログラムの特徴，裁判所命令により受講が課されるプログラムのリスト，プログラムの導入が再犯率や国家予算の削減に寄与する可能性などについて公表している[28,29,30]．

　これらを概観してみえてくるのは，アディクションにまつわる司法のダイバージョン（訴追の代替措置：犯罪者の司法手続・処遇において，他の非刑罰的方法をとること）である．特にこの動きは，薬物犯罪において目立つ．薬物へのアディクションにより薬物犯罪に至った人について，他の犯罪者同様に司法プロセスを開始しつつも，有罪判決や刑罰を科す代わりに，治療などの代替手段を選択する「ドラッグコート」はそのひとつで，海外ではすでにかなり広まっている．アメリカでは2020年現在，3,000か所以上に設置されていて，大抵はRNR原則に基づくスクリーニング，監視（たとえば薬物使用検査）と観察を行い，治療とリハビリテーションを提供する．裁判官，検察官，弁護士，地域矯正組織，ソーシャルワーカー，治療専門家などの混合チームから構成される[31,32]．

　逮捕や起訴の代わりに，警告が与えられ，治療施設などを紹介されるという措置も広がっている．さらに，ヨーロッパやアメリカ大陸では，個人消費のために少量の薬物を所持した者については，刑罰によらず司法の権限で司法以外の措置（たとえば行政罰）を認める国があり，一部では再犯率を下げたという報告もある[33,34]．薬物を乱用するか/しないか，法律に違反するか/しないかの2択ではなく，薬物使用による害悪そのものを減じること，一般の人よりも多くの支援を必要とする薬物乱用者に支援を確実に届けることに焦点づけを行うハームリダクションの考え方も徐々に紹介されてきている[35,36]．

　性犯罪者への治療プログラムは，カナダ，イギリス，アメリカなどで多くの実践報告や再犯分析がなされ，再犯率の低下によい影響があると報告されてい

るほか，2012 年，2020 年には日本においても，刑事施設で行われる性犯罪再犯防止指導の効果検証結果が公表された[37,38]．

　さらに司法・犯罪分野では，これまで圧倒的に男性対象者の方が多かったため，男性用に開発された治療・教育的プログラムを，女子受刑者や女子非行少年にいわば一部改変して実施してきた．これに対し最近は，女性が犯罪行為に至る経緯は質的に男性と異なる，また女性特有の再犯リスク要因が存在するという指摘が活発になされるようになった．神藤らは，自傷行為の反復や摂食障害の既往といった変数が，再犯に関連する因子となっていることを指摘しているほか[39]，万引きなどの背景要因となる摂食障害について，医学や心理学を専門としない刑務所職員の理解を促す組織的な動きもある[40]．さらに，2019 年度から，出所後の生活により近い環境の中で，国と依存症回復支援施設が開発した依存症回復支援プログラムを薬物依存症の女子受刑者に実施し，出所後は同プログラムを実施する依存症回復支援施設に帰住等することを可能にするという「女子依存症回復支援モデル事業」が札幌刑務支所では始まった[41]．

　社会処遇に目を向ければ，更生保護施設における女性元犯罪者への窃盗防止のためのプログラムも，新たに開発・実施されている[42]．

b.　日本の司法・犯罪分野がかかえる課題

　司法・犯罪分野における支援は，以前から多職種連携なくして進まなかったが，近年，この傾向はますます強まっている．2016 年の再犯防止推進法（再犯の防止等の推進に関する法律）により，わが国は，多機関連携を理想に掲げ，包括的な支援を謳うこととなった（図 8.2）．当然ながら，心理的支援もこの文脈の中にある．何かと「縦割り行政」などと揶揄されることが多かった公的機関のサービスが，横につながり，多層かつ継続的に展開できるということは間違いなく素晴らしいことである．

　しかし，実際これを実現するとなると，事はそう簡単でない．関与する組織が多ければ多いほど，それぞれ準拠する法令，歴史，慣習，そこで共有されている価値観やスピード感も異なる．このため，多機関連携は常にコンフリクトを抱えるリスクと背中合わせで進んでいくこととなる．

　また，心理学的な視点や心理的援助の有効性に他職種が気づき，それを尊重

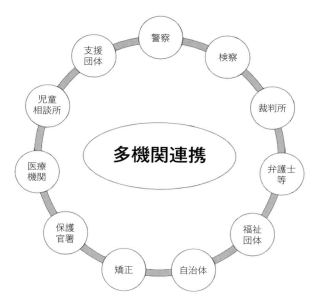

図8.2 刑事司法に係る多機関連携（文献[43]を一部改変）

・各機関には，複数の副次的組織を含んでいる．たとえば，警察には，捜査に関する研究所や少年サポートセンターなどを含むほか，矯正には，刑事施設，少年鑑別所，少年院などがある．また，弁護士等には，司法書士，法テラスを含む．

し，ときに実践する分，心理職による心理的支援そのものの輪郭の独自性がみえにくくなっていくことも懸念される．司法・犯罪分野における心理職の専門性を，厳しく追究していく必要性がある．

　加えて，犯罪・非行とアディクションの関係に関する科学的調査研究の量・質はまだ十分ではない．効果検証の必要性も高い．全国的なデータ，しかも縦断的なデータを収集することには，司法分野では多くの隘路があり，特に省庁をまたいだデータ共有は，まだ非常に難しい．しかし，犯罪はもとより，アディクションの理解には，個々の対象者の時間的な経緯を踏まえることもきわめて重要である．個人レベルの研究，施設レベルの実践の価値を減じずに，機関を超えた研究により，大きな母集団について言及できるようになることが望まれる．

8.5 ▶ 司法・犯罪分野のアディクション臨床の未来

　近年の動向から展望すると，おそらく多機関連携による包括的な支援を目指すという方向性は，今後拡大することはあっても縮小することは（少なくとも当分は）ないと思われる．刑罰の執行のみを目的化する司法はもはや過去のものとなりつつある．薬物依存については，これまで述べてきた通り刑法などの法整備も進んできたほか，2018 年の薬物乱用対策推進会議において決定された第五次薬物乱用防止五か年戦略など，司法・犯罪分野におけるアディクション臨床を支える国レベルの体制は，整備されてきている．

　さらに，2018 年，ギャンブル等依存症対策基本法が施行され，翌年，ギャンブル等依存症対策推進基本計画が閣議決定された．矯正施設と保護観察所は，この計画に基づく連携会議における「相談支援，社会復帰支援」を行う組織として明記されている．

　最後に，刑事政策というのは，狭義には刑罰とその周辺にかかわる事柄に関する公的な活動だが，広義には犯罪の減少に役立つすべての施策を指す[1]．対象者は，犯罪者やその家族や被害者，家庭の紛争を抱えた人には限らない．一般市民も当然対象に含まれる．すなわち，犯罪とアディクションの予防，啓発も，この分野の心理職の責任のひとつである．　　　　　　　　　〔門本　泉〕

▶文献

1) 内閣法制局法令用語研究会（1993）．有斐閣法律用語辞典　有斐閣
2) 櫻井　鼓（2020）．犯罪被害者支援と援助者の二次的外傷性ストレス―犯罪被害者等の現状と実践的アプローチを理解する―　ミネルヴァ書房
3) Marlatt, G. A., & Gordon, J. R.（Eds.）.（1985）. *Relapse prevention: Maintaining strategies in the treatment of addictive behaviors*. New York, NY: Guilford Press.
4) Laws, D. R.（1989）. *Relapse prevention with sex offenders*. New York, NY: Guilford Press.
5) Obert, J. L., McCann, M. J., Marinelli-Casey, P., *et al.*（2000）. The Matrix model of outpatient stimulant abuse treatment: History and description. *Journal of Psychoactive Drugs, 32*(2), 157-164.
6) Miller, W. R., & Rollnick, S.（2002）. *Motivational interviewing: Preparing people for change* (2nd ed.). New York, NY: Guilford Press.（ミラー, W. R., ロルニック, S.　松嶋義博・後藤　恵（訳）（2012）．動機づけ面接法　星和書店）
7) Ward, T., & Stewart, C. A.（2003）. The treatment of sex offenders: Risk management and

good lives. *Professional Psychology: Research and Practice, 34*, 353-360.

8) The Good Lives Model Website（2021）. https://www.goodlivesmodel.com/（March 29, 2021）

9) Ward, T. & Maruna. S.（2007）. *Rehabilitation: Beyond the risk paradigm*. Oxford: Routledge.

10) Yalom, I. D.（2000）. *The theory and practice of group psychotherapy*（4th ed.）. New York, NY: Basic Books.（ヤーロム, I. D.　中久喜雅文・川室　優（監訳）（2012）. ヤーロム グ ループサイコセラピー――理論と実践―　西村書店）

11) Bonta, J., & Andrews, D. A.（2016）. *The Psychology of Criminal Conduct*（6th ed.）. New York, NY: Routledge.

12) 小林桜児・松本俊彦・大槻正樹ほか（2007）. 覚せい剤依存患者に対する外来再発予防 プログラムの開発― Serigaya Methamphetamine Relapse Prevention Program（SMARPP）　日本アルコール・薬物医学会雑誌, *42*(5), 507-521.

13) 法務省矯正局（2017）. 全国の少年院―特色あるその取組―

14) 法務総合研究所（2019）. 犯罪白書令和元年版　法務省

15) 門本　泉（2019）. 矯正施設における加害者臨床―刑事施設における心理支援―　岡本 吉生（編）　公認心理師の基礎と実践19　司法・犯罪心理学（pp.107-120）遠見書房

16) 法務省（2020）. 令和元年版再犯防止推進白書

17) 門本　泉・嶋田洋徳（編）（2017）. 性犯罪者への治療的・教育的アプローチ　金剛出版

18) 藤田（道重）さおり・森田展彰・大谷保和・齊藤　環（2017）. 官民協働刑務所におけ るアルコールの問題を有する受刑者を対象とした教育プログラムの取り組みについて アディクションと家族, *33*(1), 58-68.

19) 毛利真弓・藤岡淳子（2018）. 刑務所内治療共同体の再入所低下効果―傾向スコアによ る交絡調整を用いた検証―　犯罪心理学研究, *56*(1), 29-46.

20) 野村和孝・安部尚子・嶋田洋徳（2016）. 累犯刑務所におけるマインドフルネス方略と 目標設定に焦点をあてた集団認知行動療法プログラムが覚せい剤再利用リスクの高い累 犯受刑者に及ぼす影響　犯罪心理学研究, *54*(1), 13-29.

21) 法務総合研究所（2014）. 犯罪白書平成26年版　法務省

22) 尾方千春（2014）. 麓刑務所における窃盗問題指導の取組について　刑政, *125*(10), 33-40.

23) 寺西　晶（2015）. 大阪発マーガレットアクションへの取組　刑政, *126*(6), 78-88.

24) 法務省（2020）. 矯正統計統計表　法務省 Retrieved from http://www.moj.go.jp/housei/toukei/toukei_ichiran_kousei.html（2020年8月1日）

25) 小林桜児（2016）. 人を信じられない病―信頼障害としてのアディクション―　日本評 論社

26) 友岡純子（1995）. タブー語の婉曲構造における一考察―性表現の場合　言語文化と日 本語教育, *9*, 327-338.

27) 信田さよ子（2015）. アディクション臨床入門―家族支援は終わらない―　金剛出版

28) New Zealand Government（2016）. Sex offender treatment for adult: Evidence brief. New Zealand Government. Retrieved from https://www.justice.govt.nz/assets/Documents/

Publications/Sex-Offender-Treatment-for-Adults.pdf（October 1, 2020）

29）Correctional Service of Canada（2020）. Programs for offenders. Correctional Service of Canada. Retrieved from https://www.csc-scc.gc.ca/002/002-index-en.shtml（July 31, 2020）

30）National Institute on Drug Abuse（2020）. Criminal Justice Drugfacts. National Institute on Drug Abuse. https://www.drugabuse.gov/publications/drugfacts/criminal-justice（October 1, 2020）

31）U.S. Department fo Justice（2020）. Drug courts. U.S. Department fo Justice. Retrieved from https://www.ncjrs.gov/pdffiles1/nij/238527.pdf（November 1, 2020）

32）National Institute of Justice（2020）. Overview of drug courts. National Institute of Justice. Retrieved from https://nij.ojp.gov/topics/articles/overview-drug-courts（July 31, 2020）

33）小林桜児（2010）. 統合的外来薬物依存治療プログラム— Serigaya Methamphetamine Rerapse Prevention Program（SMARPP）の試み　精神神経学雑誌, *112*（9）, 877-884.

34）法務総合研究所（2020）. 法務総合研究所研究部報告 62 —薬物事犯者に関する研究—

35）松本俊彦・古藤吾郎・上岡陽江（2017）. ハームリダクションとは何か—薬物問題に対する，あるひとつの社会的選択—　中外医学社

36）成瀬暢也（2019）. ハームリダクションアプローチ—やめさせようとしない依存症治療の実践—　中外医学社

37）法務省（2012）. 刑事施設における性犯罪者処遇プログラム受講者の再犯等に関する分析—研究報告書—

38）法務省矯正局成人矯正課・法務省矯正研修所効果検証センター（2020）. 刑事施設における性犯罪者処遇プログラム受講者の再犯等に関する分析—研究報告書—

39）神藤彩子・渡邉則子・門本　泉・田畑賢太（2018）. 再犯リスク要因に基づいた女子受刑者の類型化の試み　犯罪心理学研究, *56*(1), 13-28.

40）小島まな美・佐々木彩子・橋本美奈子（2012）. 女子受刑者の処遇に関する研究について—主に教育・分類の観点から—　刑政, *123*(5), 70-79.

41）法務省（2020）. 令和元年版再犯防止推進白書

42）藤野京子（2017）. 女性窃盗犯再犯防止プロジェクト—「リ・コネクト」プログラムの概要—　早稲田大学社会安全政策研究所紀要, *9*, 3-28.

43）検察庁（2020）. 検察庁—真実を見つめ社会正義の実現のために犯罪に立ち向かう—　検察庁 Retrieved from http://www.moj.go.jp/content/001324351.pdf（2020 年 7 月 26 日）

おわりに

　2019年の夏のこと，監修者である横田正夫先生から本書の話をうかがった．朝倉書店から3冊シリーズで出版すること，最初の巻は「統合失調症」で，次の巻は「うつ病」で決まっていること，3巻目を担当するようにというお話だった．その後，朝倉書店の担当編集者とも話し合ったうえで，第3巻で取り上げたいと思ったのが，今回の「アディクション」である．偶然にも，朝倉書店は直前に『アディクションサイエンス─依存・嗜癖の科学─』という重厚な本を刊行されていたが，これは主として医学の立場から基礎研究の最前線がまとめられている本であり，心理学の立場からの本書と内容が大きく重複することなく編集できるのではないかと考えた．

　ただ，私自身はアディクションの専門家ではないので，この分野の第一人者である信田さよ子先生に共編をお願いしたところ，ご快諾いただけ，本書が日の目をみることとなった．

　いきなり個人的なことになるが，私が最初に精神科医療に足を踏み入れたのは，1980年代であった．その前の大学や大学院時代，カタカナのアディクションという言葉を聞いたことはなかったように記憶している．「嗜癖」や「依存」という言葉は知っていたが，その心理支援方法をきちんと習った覚えもなかった．

　大学院修了後，いくつかの医療機関で働くことになるのだが，広義のアディクションをもつ方々とは，当然ながらどの医療機関（精神科病院，地域の基幹病院，大学病院など）でも出会うことになった．しかし，無力感をいつも感じさせられていた．その当時，最も出会うことが多かったのは，アルコール依存症であったが，個人精神療法はまったく期待されておらず，心理支援は基本的に集団療法であった．断酒会，AA，ダルクなどはあったし，抗酒剤をはじめとする薬物療法もあった．

　それでも，1対1の通常の心理カウンセリングを行っている私にも，けっこ

うな人数のアルコール依存の方々が医師から回ってきた．うつ状態の方々が多かったように思う．医療機関であるからか，家族のアルコール依存が自身のメンタルヘルスに影響している方々（多くは妻や娘）も，うつを帯びている方々が多かった．自分でいうのもなんであるが，うつ状態の改善に心理カウンセリングは寄与したと思う．いまでいう復職支援にも役立ったと思う．自尊心の回復にも少しは役立ったかと思う．しかし，現実的には，何年，アルコールを止めていても，結婚式のシャンパンの臭いを嗅いだ途端に，ずぶずぶに飲むようになるなどの事例が多かった．つまり，アルコールを一生飲まず，かつ幸せに生を最後までまっとうするか，と問われると，無力感に陥らざるを得ないのであった．もちろん無力感に苛（さいな）まされているのは医療スタッフよりも当事者や家族であるし，他の疾患や障害であったら，無力感はないのかと突っ込まれると困るのだが，「アルコールの100％ない一生を保証せよ」と言われると，私だけでなく当時の医療関係者は，目線を下に向けるしかなかったのではないかと思う．

　医療機関だけでなく民間の心理支援機関もすごく少なかった．もともとアルコール依存やギャンブル依存などの方々は，経済的に厳しい状況におかれている場合が少なくなかったので，有料の施設に紹介することも多くはなかったのだが，ともかく信頼できる支援機関が少なかった．ギャンブル依存で，多重債務に陥り，うつ状態になり，自殺未遂で入院といった方々を目にして，自殺を予防し，うつ状態を改善し，同時に多重債務から専門家の手を借りて抜け出したとしても，「もう一生ギャンブルをしないか」と問われると，アルコールの場合と同じ気持ちになった．

　しかし，アディクションが心理士の仕事として大切なものになるだろうとは思っていた．それには理由がある．もともと，物質にせよ，行為にせよ，関係性にせよ，同じことを何度も繰り返してしまうという意味でいえば，アディクションは心理学が最も得意とする行動（behavior）が主なターゲットになるからである．1錠のめば，一生同じことを何度も繰り返すことが絶対に起こらない奇跡の薬が発明されないかぎり，主たる問題を解決ないし軽減するために，関係する学問と並んで心理学は役立つであろうとは思っていた．でも，1980年代の現実は，そうではなかった．

　臨床を重ねていくなかで，アディクションの専門家，それも心理の専門家と
ポツポツとではあるが出会えるようになった．そこで，2014 年に日本臨床心
理士会の中に「アディクション対策専門班」を創った．2018 年からは班では
なく専門委員会として位置づけ，信田さよ子先生に委員長になっていただき，
現在も「アディクション対策専門委員会」として続いている．そして，新しく
できた国家資格者の職能団体である日本公認心理師協会にも「アディクション
臨床委員会」を最初からおいた．

　これ以上，個人的なことは書かないが，本書を編集するなかで，未来をとて
も感じることができた．20 代で無力感に満ちていた頃の私に，いまの私は
言ってあげたい．たとえば，「アディクション分野を筆頭として，心理学がで
きることはまだたくさんあるよ」「当事者，ご家族，関係職種とともに，まだ
やれることがうんとあるよ」「研究においてだけでなく，臨床実践において，
これまでの日本の心理臨床がやってきたことを統合して活かせる分野の代表が
アディクションだよ」などである．

　20 年後に本書を読んだ心理学徒が，2020 年代はまだこんな時代だったんだ
ね，と笑ってくれるような未来のために，現在，臨床現場にいる私たち心理士
は，全力を尽くして心理支援にあたりたい．そのために，本書が役立つことを
祈念している．

　2021 年 4 月吉日

津 川 律 子

索　引

欧　文

Al-Anon　→ アラノン
AUDIT　25
BCT/BFT（behavioral couple or family therapy）　74,75
CCRA　→ 協働構築的責任アプローチ
CRAFT（community reinforcement and family training）　13,74-76
DSM　25
DSM-III　3
DSM-5　3,17
DV　9,88,136
DV 加害者プログラム　9,89
DV 加害者臨床　88
DV とアディクション　93
GA　→ ギャンブラーズ・アノニマス
GAM-ANON　→ ギャマノン
GTMACK　112
ICD-11 ゲーム障害診断基準　44
NA（Narcotics Anonymous）　12
NABA（Nippon Anorexia Bulimia Association）　49,54,62
Nar-Anon　→ ナラノン
OLGA（Online Gamers Anonymous）　46
PFI 方式　132
PTSD　11
RNR 原則　131
SAM（guidelines for stalking assessment and management）　99
SARA-V3（spousal assault risk assessment guide-V3）　99
SMARPP　112,130
South Oaks Gambling Screen（SOGS）　42
WHO　→ 世界保健機関
Yale Food Addiction Scale（YFAS）　48

あ

アイスバーグモデル　73
愛着障害　13
アイ・メッセージ　75
アカンプロサート　4
アセスメント　24,78,114
アダルト・チルドレン　5,7,72-74
アディクションアプローチ　4,12,62
アラノン　7,79
アルコーホリクス・アノニマス　2,30
アルコホリズム　2
アルコホリック　2
アルコール依存症　2-7,17,23-25,72,110
アルコール使用障害　110
アルコール中心主義　2

依存　2,38
イネーブリング　7
医療観察法　125
医療・福祉機関　126
医療モデル　21
インターネットゲーム障害　44
インテーク面接　77

応答　98

応答的アプローチ　98
オピオイド　18

か

改正健康増進法　18
改善指導　129
外発的動機づけ　28
買い物依存　12,49
覚醒剤　18-21
覚醒剤取締法　19
家族　5,62,109
　　──が経験する日常生活上の困難　70
　　──の心身の健康　71
　　──への介入　5
家族療法　5
渇望　27,29
渇望サーフィン　29
家庭裁判所　126
関係獲得期　67
関係洞察期　64
感情労働　135

ギャマノン　79
ギャンブラーズ・アノニマス　43
ギャンブル障害　41
ギャンブル等依存症対策基本法　140
教育プログラム　63
共依存　7,72
強化
　　正の──　24,45
　　負の──　24,45
矯正教育　131
矯正施設　129
協働構築的責任アプローチ　98
強迫的性行動症　47

グッドライブズモデル　129

グループカウンセリング　67
グループワーク　132
クロスアディクション　117

警察　126
刑事施設　126
刑事政策　125
刑の一部の執行猶予　133
刑法　140
刑務作業　131
ゲーム障害　44
健康日本21　17,18
減酒　111

効果検証　138
公衆衛生　34
抗酒剤　4
向精神薬に関する条約　18
行動嗜癖　38
　　──の定義　38
　　──の理論　39
行動修正期　63
コーピングスキル　24,26,27
コンポーネントモデル　39

さ

再発　25,32,39,42
再犯防止推進法　138

シアナミド　4
ジェンダー　9,12,89
刺激剤　19
思考ストップ法　27,29
自己治療　10,62,106,116
自己治療仮説　116
自助グループ　7-9,30,79
私設（開業）心理相談機関　1

児童自立支援施設　126
児童相談所　126
児童養護施設等　126
嗜癖　2,3,38
嗜癖重症度指標　25
集団心理教育　81
集団療法　119
12ステップ・プログラム　79
12のステップ　30,43,79,80
受動喫煙　18
衝動制御の障害　41
情動調律　97
少年院　126,129
少年鑑別所　126,129

神経性過食症　54
神経性やせ症　54
審判　127
信頼障害　134,135
心理劇　65
心理社会的治療　106
心理的アセスメント　114
心理的な境界線　84
心理療法　14,112,114
　　──のリスク　118

随伴性マネジメント　27,28
スティグマ　38,51
ステージ変容モデル　28
スーパービジョン　135
スリップ　32,112

性依存　46
生活指導　129
性行動過剰障害　46
性嗜好の障害　46
精神鑑定　125
正の強化　24,45

性犯罪　9,10,48,130-132
性犯罪再犯防止指導　130,131
世界保健機関　2
責任　10,21,22,88,89,98
　　──の協働構築　98
セクシュアルマイノリティ　12,31
摂食障害　12,54
　　──に対する認知行動療法　60
　　──の社会文化的要因　55
　　──の心理的要因　56
　　──の生物学的要因　56
摂食の悪循環　58
窃盗症　50,132
ゼロ・トレランス　11,61
専門的処遇プログラム　133

底つき　5,28

た

対人関係療法　60
耐性　24,39
耐性領域　92
ダイバージョン　137
多機関連携　138
多者面談法　67
立場性　136
タバコ規制枠組み条約　18
タフラブ（強い愛）　7
食べ物依存　48
ダルク　30,70

恥辱感　96,97
中枢神経抑制剤　19
中動態　8
中毒　2
中立性　136
治療共同体　132

抵抗　98

動機づけ面接　28,111
動機づけ面接法　6,113
ドゥルースモデル　89
ドパミン　23
ドメスティック・バイオレンス　86
トラウマ　5,10-12,92,93,134
トラウマベース　92
ドラッグコート　137

な

内発的動機づけ　28
ナラティヴ　10
ナラティヴセラピー　89,93
ナラノン　79

日本臨床心理学会　9
認知行動モデル　22
認知行動療法　25,90,106
　　摂食障害に対する――　59,60
　　物質使用障害の――　112

は

バイオ・サイコ・ソーシャル（BPS）モデル
　　2
パーソナリティ障害　120
発達障害　120
ハームリダクション　11,30,61,111,137
反社会性　134

引き金　26
非刑罰化　34
非行少年　125
否認　110
非犯罪化　34

病的賭博　41

ファーストクライエント　5,62,109
物質依存　38
物質関連障害　17
物質使用および嗜癖行動による障害　41,44
物質使用障害　3,12,120
負の強化　24,45
フラッシュバック　11
プリベンション　25

報酬系　23
法務少年支援センター　126
保護観察　126,133
保護観察所　126
保護司　126
ボディ・イメージの歪み　56

ま

マインドフルネス　92
マインドフルネス認知療法　29
マトリックス・モデル　27,129
麻薬に関する単一条約　18
マルティプルカウンセリング　67

目標設定　78
モラルモデル　21,22

や

薬物依存症者をもつ家族を対象とした個別面
　　接の進め方（支援者用マニュアル）　79
薬物依存症者をもつ家族を対象とした心理教
　　育プログラム　81
薬物戦争　33
薬物問題特別セッション　33
薬物乱用対策推進会議　140

ヤングケアラー　5

ら

ラプス　32

リスクアセスメント　99
離脱症状　23,39
リラプス　25,26,32
リラプス・プリベンション　25,26,32

編集者略歴

津川律子

1960 年　東京都に生まれる
1985 年　日本大学大学院文学研究科心理学専攻前期博士課程修了
現　在　日本大学文理学部教授

信田さよ子

1946 年　岐阜県に生まれる
1974 年　お茶の水女子大学大学院家政学研究科修士課程修了
現　在　原宿カウンセリングセンター所長

シリーズ〈公認心理師の向き合う精神障害〉3
心理学からみたアディクション　　　定価はカバーに表示

2021 年 5 月 1 日　初版第 1 刷

編集者　津　川　律　子
　　　　信　田　さ　よ　子
発行者　朝　倉　誠　造
発行所　株式会社　朝　倉　書　店
　　　　東京都新宿区新小川町 6-29
　　　　郵便番号　162-8707
　　　　電話　03(3260)0141
　　　　FAX　03(3260)0180
　　　　http://www.asakura.co.jp

〈検印省略〉

真興社・渡辺製本

Ⓒ 2021 〈無断複写・転載を禁ず〉

ISBN 978-4-254-52619-6　C 3311　　　　Printed in Japan

日大 横田正夫監修・編
シリーズ〈公認心理師の向き合う精神障害〉1

心理学からみた統合失調症

52617-2 C3311　　　A5判 152頁 本体2600円

今まで医学的な見方，考え方が中心であった統合失調症について，心理学の研究の方法論に基づき，心理検査等の臨床データの蓄積などを通して組み立てられた心理的な見方，考え方，さらには心理学で何ができるのかを公認心理師に提示する。

日大 横田正夫監修　日大 坂本真士編
シリーズ〈公認心理師の向き合う精神障害〉2

心理学からみたうつ病

52618-9 C3311　　　A5判 160頁 本体2600円

心理学的研究や実践から精神障害をみるシリーズの第2巻。心理師として活躍するために欠かせないうつ病・抑うつに関する知識を，心理学者が解説。前半で心理学知見について，後半で各領域における実践について，それぞれ記載した。

前筑波大 海保博之監修　京大 桑原知子編
朝倉心理学講座9

臨 床 心 理 学

52669-1 C3311　　　A5判 196頁 本体3400円

臨床心理学の基礎と理論を紹介する。〔内容〕概説／基礎―人格・発達・アセスメント／対象―神経症圏・精神病圏・心身症・境界例・実存的課題／アプローチ―精神分析・ユング派・行動療法・ロジャーズ派／応用―教育・医療・司法

前筑波大 海保博之監修　前立命大 望月 昭編
朝倉心理学講座17

対 人 援 助 の 心 理 学

52677-6 C3311　　　A5判 196頁 本体3400円

看護，福祉，教育などの対人援助職において，必要な心理学的な方法論や技法，課題を具体的実践事例とともに紹介する。〔内容〕対人援助の心理学／看護／社会福祉／特別支援（障害児）教育／心理臨床／障害者の就労

前筑波大 松井 豊編著

看護職員の惨事ストレスとケア
—災害・暴力から心を守る—

33011-3 C3047　　　A5判 132頁 本体2500円

看護職員が日常業務や自然災害で被る惨事ストレスとそのケアのあるべき姿を解説。〔内容〕惨事ストレスとは／日常業務で看護職員が被る惨事ストレス／被災した看護職員・看護管理職員の惨事ストレス／被災した看護職員のストレスケア／他

旭川医大 高橋雅治・
D.W.シュワーブ・B.J.シュワーブ著

心理学英語［精選］文例集

52021-7 C3011　　　A5判 408頁 本体6800円

一流の論文から厳選された約1300の例文を，文章パターンや解説・和訳とあわせて論文構成ごとに提示。実際の執筆に活かす。〔構成〕本書の使い方／質の高い英語論文を書くために／著者注／要約／序文／方法／結果／考察／表／図

法政大 越智啓太・関西大 藤田政博・科警研 渡邉和美編

法 と 心 理 学 の 事 典
—犯罪・裁判・矯正—

52016-3 C3511　　　A5判 672頁 本体14000円

法にかかわる諸課題に，法学・心理学の双方の観念をふまえて取り組む。法学や心理学の基礎的・理論的な紹介・考察から，様々な対象への経験的な研究方法まで，中項目形式で紹介。〔章構成〕1.法と心理学 総論／2.日本の司法制度の概要／3.アメリカ・諸外国の司法制度の概要／4.刑事法・民事法関係／5.心理学の分野と研究方法／6.犯罪原因論／7.各種犯罪／8.犯罪捜査／9.公判プロセス／10.防犯／11.犯罪者・非行少年の処遇／12.精神鑑定／13.犯罪被害者

慈恵医大 宮田久嗣・帝京大 高田孝二・
都医学総研 池田和隆・（株）LSI 廣中直行編著

アディクションサイエンス
—依存・嗜癖の科学—

52025-5 C3011　　　B5判 308頁 本体7400円

アルコール健康障害対策基本法の制定やIR推進法案の可決等により，社会的関心が高まっている依存症・嗜癖（アディクション）について，基礎研究の最前線の姿を伝えるとともに臨床実践のあるべき姿を探る。〔内容〕1.薬物依存研究の基礎（薬物自己投与，薬物弁別等）／2.基礎研究の展開（神経機構，脳機能解析等）／3.依存・嗜癖問題の諸相（アルコール，ギャンブル，インターネット等）／4.治療と回復の取り組み：臨床医の立場から（薬物療法，認知行動療法等）

上記価格（税別）は 2021 年 4 月現在